Jalons pour une autobiographie intellectuelle

Variations africaines et pluridisciplinaires sur la modernité occidentale

Les Impliqués Éditeur

Structure éditoriale récente fondée par L'Harmattan, Les Impliqués Éditeur a pour ambition de proposer au public des ouvrages de tous horizons, essentiellement dans les domaines des sciences humaines et de la création littéraire.

Déjà parus

Divo (Jean), *Éleuthère ou mots libres au jour le jour*, 2021.

Ben Kerroum-Covlet (Antoinette), *L'Abrazo Tango dans l'Affaire,* 2021.

Loubeyre (Bertrand), *Lalibela,* 2021.

Traoré (Sy Antoine), *En quête de spiritualité*, 2021.

Salouo (Armand), *Cameroun : en avant la république !, Au-delà de l'alternance et de la forme de l'État*, 2021.

Vahabi (Nader), *Les mystères du sommeil. Expressions populaires. Français – persan – anglais.* Illustré par Huguette Bezombes, 2021.

Holleville (Catherine), *Le frondeur rouge*, 2021.

Robert (Maurice-Charles), *Le Masque,* 2021.

M'Pwâti-Titho (Claude Benjamin), *N'time M'voumvou. Le cœur de M'voumvou,* 2021.

Kwadjani (Olson), *Du défi du Nègre marron contemporain. Chroniques d'un jeune Marron guyano-surinamais*, 2021.

Les impliqués Éditeur

Ces dix derniers titres de ce secteur sont classés par ordre chronologique en commençant par le plus récent.
La liste complète des parutions, avec une courte présentation du contenu des ouvrages, peut être consultée sur le site :
www.lesimpliques.fr

Benoît Élie AWAZI MBAMBI KUNGUA

Jalons pour une autobiographie intellectuelle

Variations africaines et pluridisciplinaires sur la modernité occidentale

Les impliqués Éditeur

21 bis, rue des écoles, 75005 Paris
www.lesimpliques.fr
contact@lesimpliques.fr
ISBN : 978-2-343-24917-9
EAN : 9782343249179

« ***La liane peut fendre un rocher à force de s'y frotter chaque jour.*** »

(Proverbe Swahili de la ville de Kindu dans la province du Maniema au Centre-Est de la République démocratique du Congo).

À mes parents **Gilbert Awazi Chuma Lukatika Kasoté** (02 avril 1937-12 juin 2018) et à ma **mère Bernardine Kawa Safi,** pour la foi, la confiance, l'espérance et l'amour de Dieu qu'ils m'ont transmis dès le sein maternel et qui m'accompagnent durant toute ma vie en tant que théologien prophétique du Dieu Vivant et Vrai, Lui qui est Père, Fils et Saint-Esprit, pour les siècles des siècles, Amen !

À ma grand-mère **Sifa Kimanyu fille de Kambinga Sikubali fils de Kiaté** pour tant d'amour et d'abnégation dans les travaux champêtres pour la subsistance de toute la famille **AWAZI à Kindu.** Nous en sommes éternellement reconnaissants !

Au père **Alexis Loumaye**, missionnaire spiritain belge qui fut curé de la paroisse du Saint-Esprit à Kindu de 1979 à 1987 et qui m'a accompagné spirituellement durant les grandes étapes de ma vie sur terre avec le souci d'écouter la « *voix silencieuse de Dieu* » et de travailler pour sa plus Grande Gloire et la consolation des plus pauvres et des petits de notre monde de plus en plus inégalitaire entre les riches et les pauvres.

Introduction

Ottawa, le 11 juillet 2021 (Fête de Saint-Benoît, Patron de l'Europe)

Jalons pour une autobiographie intellectuelle. ***Variations africaines et pluridisciplinaires sur la Modernité occidentale***

Benoît Élie AWAZI MBAMBI KUNGUA[1]

---

[1] Docteur en Philosophie de l'université Paris IV-Sorbonne (avec une thèse en phénoménologie : *Donation, Saturation et Compréhension. Phénoménologie de la donation et phénoménologie herméneutique : Une alternative ?,* L'Harmattan, Paris, 2005, dirigée par le professeur Jean Luc Marion de l'Académie française) et titulaire d'un DEA en Théologie de l'université de Strasbourg, Benoît Élie AWAZI MBAMBI KUNGUA focalise ses recherches pluridisciplinaires sur la quête d'un leadership éthique, intellectuel, prophétique et réticulaire, pour l'éclosion effective d'une « *Autre Afrique* », celle qui marche, fière, digne et debout, vers l'édification d'un avenir prospère pour ses populations malmenées par la crise économique dite pompeusement « mondiale ». Il est l'actuel président du Centre de Recherches Pluridisciplinaires sur les Communautés d'Afrique noire et des diasporas (www.cerclecad.org) basé à Ottawa, au Canada. Parmi ses ouvrages, signalons : *B.-E AWAZI MBAMBI KUNGUA, Panorama de la Théologie Négro-Africaine Contemporaine,* L'Harmattan, Paris, 2003[1], 210 pages, 2021[2] (Deuxième Édition revue, corrigée et augmentée), 440 pages ; *Donation, Saturation et Compréhension. Phénoménologie de la donation et phénoménologie herméneutique : Une alternative ?,* L'Harmattan, Paris, 2005 ; *Panorama des Théologies négro-africaines anglophones*, L'Harmattan, Paris, 2008 ; *Le Dieu crucifié en Afrique. Esquisse d'une Christologie négro-africaine de la libération holistique*, L'Harmattan, Paris, 2008 ; *De la Postcolonie à la Mondialisation néolibérale. Radioscopie éthique de la crise négro-africaine contemporaine*, L'Harmattan, Paris, 2011 ; *Déconstruction phénoménologique et théologique de la modernité occidentale* : *Michel Henry, Hans Urs von Balthasar et Jean-Luc Marion,* L'Harmattan, Paris, 2015 ; ID., *Le Tournant prophétique des théologies négro-africaines contemporaines. De l'Auto-Performativité de la Deutérose,* L'Harmattan, Paris, 2021 ; ID., DIEU ET LE CONGO. *CONGOSOPHIE, CONGOTHÉRAPIE ET CONGOPRAXIS*, L'Harmattan, Paris, 2021 ; ID., COMPENDIUM DES PRÉFACES DANS UNE

Mon cher disciple Alphée/Élisée Mpassi[2]

J'ai lu attentivement tes observations stimulantes autour de ma production intellectuelle sur *Whatsapp* et je te réponds ici d'une façon plus élaborée. Tout d'abord, je commence par

---

PERSPECTIVE PLURIDISCIPLINAIRE ET ÉMANCIPATRICE (2015-2021), L'Harmattan, Paris, 2021 ; ID., CHRONIQUES PRÉSIDENTIELLES DU CERCLECAD. *Dits, Écrits et Actes (2007-2020),* L'Harmattan, Paris, 2021 ; ID., LE PENTATEUQUE ET L'AFRIQUE. *Une approche mystique, agricole et Bibliocratique,* L'Harmattan, Paris, 2021 ; ID., *Élie Le Tishbite, Prophète du feu et du silence. Une réappropriation autobiographique*, L'Harmattan, Paris, 2021 ; ID., *Le Pape François, ''De Laudato si'' à ''Fratelli Tutti''. Une Herméneutique philosophique, politique et théologique,* Les Impliqués/L'Harmattan, Paris, 2021 *;* ID., *LE COVID-19 : UN GÉNOCIDE HUMANITAIRE ? Une Déconstruction pluridisciplinaire, L'Harmattan, Paris, 2021 ;* ID., *Pierre Bourdieu, le Savant et le Prophète. Les métamorphoses de la Sociologie critique et réflexive,* l'Harmattan, Paris, 2021 ; ID., *Pour une Philosophie de l'Éditorial dans le Cerclecad. Pluridisciplinarité, Transversalité et Réticularité,* L'Harmattan, Paris, 2021 ; *INTRODUCTION A LA MÉTHODOLOGIE SOCIOLOGIQUE. Individualisme, Holisme, Capital, Champ, Réseau,* L'Harmattan, Paris, 2021 ; ID., *Emmanuel MACRON, Achille MBEMBE et LA FRANÇAFRIQUE. Une déconstruction théologico-politique,* L'Harmattan, Paris, 2021, 110 pages.

[2] Ordonné prêtre en 2014 et originaire du Congo-Brazzaville, **Alphée Clay Sorel MPASSI** est membre de la Congrégation du Saint-Esprit (dont les membres sont communément appelés *« Spiritains »*). Titulaire d'un Bachelor en Religion (University of Nigeria, Nsukka) et d'un Master en Théologie (**Duquesne University, USA**), Alphée Mpassi vient de compléter ses études en Master Recherche en Philosophie à Radboud University, à Nimègue au Pays-Bas. Il concentre ses recherches sur l'herméneutique philosophique et la biopolitique (notamment sur la pensée de Giorgio Agamben). Son projet doctoral en cours porte sur l'interaction entre l'*Oikonomia,* l'éthique et le bonheur dans la pensée de G. Agamben. Alphée est l'auteur de *Introduction à la méthode herméneutique de Hans-Georg Gadamer,* Paris : L'Harmattan, 2016 et de *Préjugé, autorité et tradition chez Hans-Georg Gadamer dans Vérité et Méthode,* Laval : *Revue Phares,* 2009.

saluer la puissance, la perspicacité et la justesse de ta compréhension de mon œuvre pluridisciplinaire en train de se constituer dans la l'historicité, la contingence et temporalité finie du *Dasein.* Tu as parfaitement décrypté le « site gnoséologique » de mon énonciation pluridisciplinaire : « *Les réceptions africaines de la Modernité politique, philosophique et théologique de la civilisation occidentale* ». Et mon œuvre constitue un acte de réponse idiosyncrasique à cette question rectrice : « *Comment repenser en profondeur, articuler réflexivement et se réapproprier de façon critique l'interaction entre les productions matérielles et idéologiques de la modernité scientifique d'une part, et les schèmes symboliques et herméneutiques des religions traditionnelles africaines basées sur l'intrication entre le monde terrestre des humains (visible) et le monde surnaturel et éternel de Dieu (invisible), d'autre part ?* » C'est exactement dans cette perspective de réception critique et pluridisciplinaire de la Mondialisation de la modernité capitaliste et technologique que se situent mes prises de position scientifiques sur les différentes problématiques de l'Afrique et de ses diasporas subalternes dans la mondialisation athée et nihiliste. C'est dans ce cadre qu'il faut interpréter ma récente préface à l'ouvrage de César MAWANZI NDOMBE[3] sur Jean-Marc Ela, ma préface à l'ouvrage de Rodolphe GOZEGBA – de – Bombémbé[4], ma

---

[3] « Dieu et l'Afrique : Une relecture prophétique, iconoclaste et visionnaire de l'œuvre socio-théologique de Jean-Marc ELA », Préface de Benoît Awazi Mbambi Kungua à l'ouvrage de César MAWANZI, *Jean-Marc Ela : L'humanisme de la raison critique au cœur d'une pensée politique,* L'Harmattan, Paris, 2021.

[4] « Réceptions francophones et africaines de la théologie trinitaire de la croix et de l'espérance eschatologique de Jürgen Moltmann », Préface du Professeur Benoît Élie AWAZI MBAMBI KUNGUA à l'ouvrage de Rodolphe GOZEGBA – de – Bombémbé, *L'espérance et le Dieu Crucifié. La réception de l'œuvre de Jürgen Moltmann dans la théologie francophone,* L'Harmattan, Paris, 2021.

préface à l'ouvrage de Léon Sabuni Kitutu[5], ainsi que ma recension substantielle de l'ouvrage de Dieudonné Cardinal NZAPALAINGA[6], archevêque de Bangui.

J'amorce cette première relecture de ma trajectoire théologique commencée en octobre 1993 à l'Institut Catholique de Paris dans la section de « Théologie biblique et systématique (STBS) » en clarifiant mon projet théologique qui se résume au *tournant prophétique, phénoménologique et trinitaire de la théologie africaine postcoloniale*.

Non seulement *la prophétie* est l'accomplissement de la *phénoménologie idéale*, mais aussi le prophète annonce la Parole de Dieu en étant le véhicule vivant où passe sa puissance de Vie, de résurrection et de guérison. D'où ma fréquentation assidue des phénoménologues engagés dans *le tournant théologique de la phénoménologie française*[7]. J'interprète les auteurs engagés dans ce tournant théologique

---

[5] « La mondialisation des religiosités populaires en Afrique postcoloniale. Une approche prophétique et pluridisciplinaire », Préface du Professeur Benoît Élie AWAZI MBAMBI KUNGUA[5] à l'ouvrage de Léon Sabuni Kitutu, *Le concept de RELIGION POPULAIRE comme paradigme de la théologie prophétique en Afrique,* L'Harmattan, Paris, 2021.

[6] Cardinal Dieudonné NZAPALAINGA avec Laurence Desjoyaux, *Je suis venu vous apporter la paix. Le Combat d'un cardinal courage au cœur du chaos*, Médiaspaul, Paris, 2021, 151 pages, (Préface d'Andrea Riccardi, Fondateur de la Communauté Sant'Egidio, ancien ministre de la Coopération internationale et de l'intégration au sein du gouvernement de Mario Monti en Italie). Cette recension sera publiée dans notre revue : Benoît AWAZI MBAMBI KUNGUA (Dir.), *L'irruption stratégique de la Russie dans la géopolitique africaine postcoloniale. Perspectives épistémologiques, politiques, idéologiques et économiques dans la mondialisation néolibérale, Afroscopie XII/2022* (Revue savante et pluridisciplinaire sur l'Afrique et les communautés noires), publiée par Le Cerclecad-Harmattan, Ottawa-Paris, 2022.

[7] Dominique Janicaud, *Le Tournant théologique de la Phénoménologie française*, Éditions de l'Éclat, Combas, 1991.

comme des entreprises de compréhension phénoménologique de la *phénoménalité du Dieu invisible*[8] et radicalement différente de la phénoménalité ekstatique du monde. Si le principe des principes de Husserl stipule que : « *toute intuition donatrice originaire est une source de droit pour la connaissance* », et si dans *Sein und Zeit* au § 7, Heidegger soutient que : *« en phénoménologie la possibilité va plus haut que l'effectivité* », alors la prophétie divine est l'accomplissement théologique de toute phénoménologie idéale, car Dieu accomplit toutes *les possibilités infinies de son entendement infini.* En substance, ma trajectoire théologique comprend *la Trinité* au cœur de *la prophétie* et réciproquement, interprète *la prophétie* au cœur de la *Trinité.* » Ma dette à l'égard de l'œuvre inséparable de Balthasar et d'Adrienne von Speyr est immense. L'une des percées de Balthasar est son exhortation constante à *revenir au centre*[9] *de la Révélation objective de l'amour de Dieu dans le Christ* et la nécessité de tenir ensemble la contemplation adorante de Dieu et l'acte de réflexion théologique, la spiritualité et le savoir théologique, la théologie kérygmatique et intra-ecclésiale et la théologie spéculative et polémique, la contemplation de Dieu et l'action politique dans le monde, la foi et la gnose. Celui qui n'a pas longuement contemplé la Gloire de Dieu dans le Christ et sous la mouvance du Saint-Esprit n'a rien à dire au monde moderne qui se construit sur fond d'un athéisme rationaliste à la fois théorique et pratique. Le drame de la théologie au XXe siècle sous les assauts du scientisme, du rationalisme et de l'historicisme de la méthode historico-critique est le divorce consommé entre les sciences

---

[8] Ruud Welten, *Phénoménologie du Dieu invisible. Essais et études sur Emmanuel Levinas, Michel Henry et Jean-Luc Marion*, L'Harmattan, Paris (Traduit de l'anglais par Sylvain Camilleri), 2011.

[9] Hans Urs von Balthasar, *Retour au Centre*, Desclée de Brouwer, Paris, 1998, pp. 31-57 (Traduit de l'allemand par Robert Givord et Présentation de Vincent Holzer).

théologiques et la spiritualité liturgique. Une science théologique qui n'adore pas le mystère de Dieu sombre rapidement dans une gnose philosophique et théosophique avec les idolâtries anthropocentriques (technologiques) et cosmocentriques (naturistes) qui en découlent. L'idéalisme allemand (Hegel, Schelling, Fichte, Böhme) et les autres moutures de théologie rationnelle ont tous succombé dans une gnose orgueilleuse qui minimise la « différence théologique irréductible » entre l'Unique créateur et ses créatures et qui ne se met pas à genoux au pied de la croix du Dieu crucifié et ressuscité.

Avant de décliner les principales articulations de mon œuvre, il convient de narrer succinctement mes origines familiales et ancestrales à Kasongo et à Kindu dans la province du Maniema, au Centre-Est de la République démocratique du Congo. La suite de mon autobiographie va maintenant se dérouler en deux grandes parties : je raconte les principales articulations de ma vie en Afrique durant les 23 ans premières années de trajectoire terrestre, et ensuite, je présente le socle philosophique et théologique de mon œuvre gravitant autour des réceptions pluridisciplinaires, critiques et prospectives de la Modernité occidentale par les sociétés africaines postcoloniales. C'est en octobre 1993 que mon initiation biblique, théologique et philosophique a commencé à l'Institut Catholique de Paris et se poursuivra ensuite à l'Université Paris IV-Sorbonne et à l'Université Marc Bloch-Strasbourg II. Je suis en train d'accomplir bientôt 30 ans d'affilée en vivant en France et au Canada, d'où je pense les questions africaines en y effectuant des séjours limités durant les vacances.

Chap. I.
Mes premières années de ma vie en Afrique (1970-1993)

Je suis né le 24 janvier 1970 à Kasongo dans la province du Maniema au Centre-Est de la République démocratique. Je suis le 5e fils d'une famille de 9 enfants dont 6 garçons et 3 filles, tous vivants au moment où je rédige ce récit le 31 octobre 2021 à Ottawa.

Mon papa s'appelle **Gilbert AWAZI CHUMA LUKATIKA dit Kasoté, fils de Lusinde Kabala**, un riche commerçant chez les Wazimba de Katembo et de Sifa Kimanyu, fille de Kambinga Sikubali, fils de Kiaté, qui fut un chef traditionnel et prophète guérisseur redoutable à Putila, dans la collectivité de Maringa, dans l'ethnie de Wazimba dans la zone de Kasongo. Il est issu d'une grande lignée des notables, des visionnaires et des sages qui se sont démarqués durant leurs vies comme de fortes personnalités dans l'ethnie de Wazimba.

Il est né le 02 avril 1937 à Kalongosola, dans le groupement de Katembo, dans la collectivité de Maringa, et est décédé le 12 juin 2018 à Kinshasa et fut enterré au cimetière de Shengé/Katako dans la périphérie de la ville de Kindu, chef-lieu de la province du Maniema. Il avait perdu son père à l'âge de 2 ans et a été pris en charge et éduqué par son grand-père maternel Kambinga Sikubali fils de Kiaté, le chef coutumier de Putila. Mon Papa fut durant toute sa vie enseignant, directeur puis inspecteur de l'enseignement primaire. Il fut inspecteur de l'enseignement à Kasongo, Kibombo et Kindu de 1974 jusqu'à sa mort le 12 juin 2018. Il a passé au total 60 ans de travail dans l'enseignement et a continué à travailler jusqu'à la veille de sa mort et sans avoir bénéficié d'aucune retraite. Il n'est pas le seul dans cette situation, car il n'existe pas d'âge de retraite au Congo et les gens travaillent jusqu'à leur mort et sans avoir perçu aucune pension de retraite. Sans l'aide de leurs enfants, beaucoup de parents meurent dans une grande misère et cela ne suscite aucune protestation énergique de la part des Congolais – élites corrompues et peuple confondus.

Mon papa a été un chrétien très engagé dans la vie de la paroisse cathédrale du Saint-Esprit et du diocèse de Kindu. Les évêques successifs avec qui il a travaillé : **Monseigneur Paul Mambe Mukanga** (1979-2004) et **Monseigneur Willy Ngumbi Ngengele** (2007-2019) lui ont toujours fait confiance comme un proche collaborateur à telle enseigne que c'est lui fut le délégué du diocèse de Kindu à la Conférence nationale souveraine tenue à Kinshasa (1990-1993) vers la fin du régime dictatorial du président Mobutu Sese Seko Kuku Ngbendu Wa Zabanga. C'est encore lui que Mgr Mambé Paul envoya pour représenter le diocèse de Kindu aux voyages successifs du Pape Jean Paul II au Zaïre : en 1980 à Kinshasa et en 1985 à Isiro, lors de la béatification de la bienheureuse sœur Marie-Clémentine Anuarite Nenga Peta. Ma maman s'appelle **Bernardine Kawa Safi**, fille de Sévérin Sadiki, fils de Kabungu et de Mélanie Afua du village de Benye Machaka dans la collectivité de Maringa chez les Wazimba. Elle dotée des dons thérapeutiques dans la guérison des factures d'os et ses performances sont connues dans la ville de Kindu et toute la province du Maniema. Elle avait reçu ses dons thérapeutiques de sa propre maman et cela se transmet de mère en fille. Elle guérit en effectuant des massages directs sur la partie de l'os fracturée et à chaque séance elle applique une pâte noire issue du mélange entre la cendre d'un bois spécifique immergée dans l'huile de palme. De tels dons de guérison sont des bienfaits de Dieu pour soulager ses enfants qui vivent en Afrique hors des infrastructures des Biomédecines occidentales, onéreuses, humanitaires et développementalistes.

Aussi bien mes grands-pères paternels que maternels furent tous d'une lignée noble des chefs traditionnels, des prophètes et des sages dans leurs villages respectifs. Mon grand-père Lusinde Kabala fut un riche commerçant dont les négoces l'amenaient jusqu'en Tanzanie où il vendait du tabac et des arachides. Il n'a eu qu'un seul fils, mon père, et il est mort lorsque ce dernier n'avait que 2 ans. Son éducation initiale a alors été prise en charge par son grand-père maternel, le prophète-guérisseur Kambinga Sikubali qui a recueilli dans sa maison sa fille Sifa Kimanyu et son fils Gilbert Awazi à Putila. Mon père nous racontait les exploits thérapeutiques, thaumaturgiques et guerriers de son grand-père maternel Kambinga qui était capable de gronder la foudre en lui intimant l'ordre de ne pas causer des dégâts sur les paisibles paysans de Putila. Il était aussi un puissant chaman qui guérissait toutes sortes de maladies par des plantes et des prières adressées immédiatement au Dieu Créateur Tout-Puissant.

Ces récits épiques m'ont profondément marqué dès mon enfance et expliquent ma focalisation théologique sur les « cycles d'Élie et d'Élisée », deux prophètes thaumaturges qui constituent l'acmé de l'historiographie deutéronomiste dans le livre des Rois[10]. Mon arrière-grand-père Kambinga Sikubali pouvait aussi demander la pluie à Dieu lorsqu'il y avait des sécheresses anormales dans le village de Putila. Sa geste prophétique est toujours racontée dans le village de Putila et sa chaise royale est toujours conservée jusqu'aujourd'hui chez le chef Toto Songo Kiaté à Putila. Je dois signaler ici que la province du Maniema a connu des razzias d'esclavagistes arabo-musulmans (Rumaliza, Tippo-

[10] Pour approfondir, lire : Pierre Buis, *Le Livre des Rois,* Gabalda, Paris, 1997, « Sources bibliques » & Jacques Briend, *Dieu dans l'Écriture*, Cerf, Paris, 1992, « Lectio Divina 150 ».

Tip[11], Mwinyi Muhara, Sefu bin Hamid…) qui venaient capturer des « esclaves » pour les exporter dans les Émirats arabes unis, l'Arabie saoudite, l'Oman, le Koweït, le Qatar, le Bahreïn, l'Iran, et les autres pays du Proche et Moyen-Orient. Il existait donc des caravanes qui reliaient le Maniema aux ports de Kigoma et de Zanzibar en Tanzanie. Les esclaves capturés dans la province du Maniema étaient déportés vers les pays du golfe arabo-persique en transitant par la Tanzanie selon l'axe : Kindu-Kasongo-Kongolo-Kalemie-Kigoma-Zanzibar-Udjidji en Tanzanie. La présence des Noirs dans ces pays du golfe arabo-persique et leur statut systémique « d'esclaves » encore aujourd'hui date de cette traite orientale arabo-musulmane[12] qui se déroula du VIIe au XXe siècle et n'est pas du tout enseign*é*e en Afrique. Aujourd'hui encore il y a de grandes communautés musulmanes à Kasongo et à Kindu avec des pratiques consistant à envoyer de mauvais esprits pour posséder les personnes ainsi envoûtées ou maraboutées. Durant mon enfance, il y avait dans la ville de Kindu, notamment dans le

---

[11] François Renault, *Tippo Tip. Un potentat arabe en Afrique centrale au XIXe siècle,* Société française d'Histoire d'outre-mer, Paris, 1987.

[12] Je renvoie aux ouvrages suivants pour plus de détails : Yves Verbeek, *Histoire de l'Esclavage de l'Antiquité à nos jours*, T.1, Éditions Famot, Genève 1976, 249 pages & Mathilde Giard, *L'Esclavage de l'Antiquité à nos jours*, Père Castor Éditions Flammarion, Paris, 2007, 127 pages. Ainsi que les recensions par Benoît AWAZI MBAMBI KUNGUA in : (Benoît AWAZI MBAMBI KUNGUA (Dir.), *Philosophies africaines, Études postcoloniales et Mondialisation néolibérale. Variations africaines et diasporiques, Afroscopie VIII/2018* (Revue savante et pluridisciplinaire sur l'Afrique et les communautés noires), publiée par Le Cerclecad-Harmattan, Ottawa-Paris, 2018, 716 pages, pp. 609-616 ; Tidiane N'Diaye, *Le Génocide voilé*, Paris, Gallimard, coll. « Continents noirs », 2008, 253 p ; Olivier Pétré-Grenouilleau, *La Traite des Noirs,* PUF, Paris, 1997^1, 1998^2. (« Collection ''Que sais-je'' N^0 3248 ») & Christian Delacampagne, *Une Histoire de l'esclavage. De l'Antiquité à nos jours,* Librairie Générale Française, Paris, 2002 (Livre de poche).

quartier de la Cité où se trouvaient plusieurs mosquées et une forte concentration des populations musulmanes et arabisées, des féticheurs qui se maquillaient de kaolin, portaient des pages de raphia et entraient en transe sous l'influence des chants en l'honneur des esprits ou des *djinns* (Mapepo[13], Majini) et pouvaient proférer des prédictions ou opérer des guérisons dans des états extatiques. Le Maniema est la province la plus islamisée du Congo à cause des esclavagistes arabo-musulmans dont certains sont enterrés à Nyangwé, dans la zone de Kasongo. Les pathologies spirituelles de « possession par les esprits » sont légion et constituent le contexte socioculturel dans lequel les Églises chrétiennes annoncent l'Évangile de la libération des opprimés et des captifs par la puissance du Saint-Esprit de Dieu. Cette omniprésence sociale et quotidienne des *esprits*, des *djinns* et des *sorciers* au Congo et ailleurs en Afrique subsaharienne n'est pas suffisamment prise en charge par les théologiens et les évêques africains et cela explique le nomadisme spirituel des chrétiens pris en tenailles entre leur foi au Christ et les croyances ataviques dans le monde occulte des esprits et des sorciers.

Mes six premières années se sont déroulées à Kasongo, où mon père fut l'inspecteur de l'enseignement primaire du diocèse. J'y ai passé les 2/3 de ma première année primaire que je l'ai terminée en juin 1976 à l'école Tuendelee I chez l'enseignant Lukangi[14] avec comme directeur Dieudonné Senga Omba. En effet, mon papa a été muté comme inspecteur de la zone urbaine de Kindu, le chef-lieu de la province du Maniema, où il a passé le reste de sa vie jusqu'à sa mort le 12 juin 2018. Ma grand-mère maternelle Sifa

[13] En Kiswahili, les *Mapepo* ou les *Madjini* désignent les mauvais esprits qui possèdent les individus pour les manipuler selon leurs desseins d'asservissement selon le modèle de l'esclavagisme pratiqué durant des décennies par *les arabo-musulmans* en provenance de Zanzibar.

[14] Son fils Augustin Lukangi est prêtre du diocèse de Kindu.

Kimanyu fils de Kiaté a passé toute sa vie dans notre maison familiale, où elle s'est dévouée de toutes ses forces dans les travaux champêtres au camp Lwama, le long du chemin de fer à 15 km de la ville de Kindu et à la rive droite de fleuve Zaïre sur la route qui mène à Kasongo. Elle est décédée le 18 juillet 2002 et est enterrée près de la cathédrale de Kindu.

Dans le Zaïre de Mobutu, aucune famille nombreuse ne pouvait subsister sans la culture soutenue des champs. Avec mes frères et sœurs, nous allions tous les week-ends ou durant les vacances scolaires dans les champs familiaux pour transporter les récoltes (riz, manioc, ignames, arachides, maïs…) à vélo ou sur la tête. Mes frères et sœurs, nous sommes tous redevables et reconnaissants pour le dévouement exceptionnel de nos parents et de notre grand-mère Sifa Kimanyu dans les travaux champêtres sans lesquels nous ne pourrions pas nous alimenter correctement avec les salaires dérisoires que Mobutu donnait aux enseignants.

L'une des stratégies d'asservissement du peuple zaïrois par Mobutu consistait à détruire le système éducatif hérité de la colonisation belge et de faire vivre les enseignants et les professeurs dans la pauvreté et la misère sordides. Malheureusement le processus de paupérisation et de dénigrement des enseignants et professeurs se poursuit aujourd'hui avec la baisse drastique du niveau de formation à tous les échelons de l'éducation nationale au Congo. La gestion des institutions scolaires, politiques et agricoles laissées par la colonisation belge aux Congolais peut se résumer comme un processus de dégradation continuelle qui explique le chaos actuel qui ruine ce colosse aux pieds d'argile au cœur de l'Afrique subsaharienne.

Je dois signaler la compétence et l'expertise de mes enseignants et directeurs de l'école primaire Tuendelee I à Kindu qui ont tous reçu une formation solide de la part des missionnaires spiritains à l'école normale de Lubunda dans le diocèse de Kongolo. Il convient de souligner la solidité, la rigueur pédagogique et la conscience professionnelle des cohortes des enseignants, directeurs, inspecteurs et professeurs formés durant la colonisation belge. Ils exerçaient leur métier comme un « véritable sacerdoce intellectuel » visant la formation des citoyens responsables dans l'Église et dans la société congolaises. Leurs performances intellectuelles et pédagogiques sont de loin supérieures à la génération des Congolais durant la période postcoloniale. Aujourd'hui beaucoup d'universitaires congolais sont incapables d'écrire une seule page sans commettre d'innombrables fautes d'orthographe, de syntaxe et de grammaire.

La gestion du système scolaire, éducatif et universitaire par les Congolais est une vraie catastrophe nationale. Le processus de dégradation de l'ensemble du système éducatif se poursuit inexorablement. Les enfants des politiciens kléptocrates et démagogues ainsi que des riches commerçants sont tous envoyés en Europe, au Canada, aux États-Unis et en Chine alors que la grande majorité de la jeunesse est abandonnée à un système éducatif obsolète, décadent et agonisant.

Je mentionne aussi que la génération de mes parents est la deuxième à avoir suivi une formation solide des mains des Belges et constituait les premiers enfants scolarisés dans leurs familles. Leurs parents furent des paysans analphabètes dans les langues occidentales, ce qui n'enlève en rien leur sagesse et leur sens de responsabilité dans la gestion de leurs familles selon l'initiation traditionnelle et ancestrale reçue de leurs parents. La génération de mes parents qui étaient enseignants, furent tous des enfants des agriculteurs et des paysans et ont travaillé durant toutes leurs vies avec dévouement dans les champs pour nourrir leurs progénitures avec un sens aigu des responsabilités. Je suis sensible au sens de responsabilité de la génération de mes parents qui ont su allier le travail d'enseignant pour cultiver les esprits et le travail de la terre pour nourrir leurs familles. Je suis en train de soulever ici la question de la division sociale de travail en postcolonie où la culture officielle de corruption des élites politiques et universitaires ne correspond pas aux compétences réelles des acteurs sociaux et dépend uniquement des pratiques ethno-tribales, patrimoniales et népotistes. D'où la baisse drastique du niveau d'enseignement sur fond de la recrudescence de la corruption et du tribalisme endémiques. Si dans les sociétés modernes occidentales la division de travail produit des champs spécifiques ayant chacun son autonomie et des conditions d'admission, en Afrique les fonctions socioprofessionnelles n'obéit à aucun critère rationnel et dépend essentiellement des pratiques clientélistes, népotistes, patrimoniales et ethno-tribalistes. C'est la raison pour laquelle je soutiens la thèse de la non-inscription des sociétés africaines contemporaines dans la spécialisation socioprofessionnelle de la Modernité occidentale[15] en train de se répandre sur toute la planète à travers l'idéologie de la mondialisation néolibérale.

Je soulève ici la question de la mise en alphabet de nos langues africaines par les missionnaires, anthropologues et administrateurs durant la colonisation belge. À leur arrivée au Congo, les Belges n'ont pas trouvé un alphabet et une culture lettrée. Nos langues furent uniquement parlées et cela vaut pour toute l'Afrique subsaharienne à l'exception des pays arabo-musulmans disposant de leur alphabet propre, de la Somalie et de l'Éthiopie. Affirmer cela, c'est uniquement

---

[15] C'est la thèse principale que je développe dans mes ouvrages proprement sociologiques : Benoît Élie AWAZI MBAMBI KUNGUA, *Emmanuel MACRON, Achille MBEMBE et LA FRANÇAFRIQUE. Une déconstruction théologico-politique,* L'Harmattan, Paris, 2021, 110 pages ; ID., *Pierre Bourdieu, le Savant et le Prophète. Les métamorphoses de la Sociologie critique et réflexive,* L'Harmattan, Paris, 2021 & ID., *INTRODUCTION A LA MÉTHODOLOGIE SOCIOLOGIQUE. Individualisme, Holisme, Capital, Champ, Réseau,* L'Harmattan, Paris, 2021.

dénoncer la malhonnêteté intellectuelle de certains « pseudo-égyptologues[16] » qui prétendent détenir des alphabets khamites qui auraient été détruits par les colonisateurs européens. Mais le comble de l'ironie est qu'ils sont incapables de promouvoir la mise en écriture des langues africaines et ils utilisent l'alphabet latin et les langues européennes dans leurs écrits. En quoi le fait que les pharaons égyptiens furent des Noirs de l'Afrique subsaharienne est-il bénéfique et utile aujourd'hui pour la promotion actuelle de la culture lettrée en Afrique contemporaine et en langues africaines ?

J'ai reçu ma foi du lait maternel. Ma vocation théologique de consécration de ma vie au service de la Gloire de Dieu et de la libération holistique de son peuple est le fruit de la foi immense et tenace de mes parents Gilbert Awazi Chuma Lukatika et Bernardine Kawa Safi. Chaque matin, ils réunissaient tous les enfants pour louer Dieu avant que chacun aille à l'école. Chaque matin ils allaient à la messe à la Cathédrale du Saint-Esprit. Et chaque nuit avant de dormir nous priions le Dieu Créateur, Bon et Fidèle que nous appelons en Kiswahili : **MUNGU**. Les personnes de la Trinité sont appelées en Kiswahili : **Mungu Baba** (Dieu **Le Père**), **Mungu Mwana** (Jésus-Christ, Dieu **Le Fils**) et **Mungu Roho Mtakatifu** (Dieu **Le Saint-Esprit**). C'est encore le mystère de la Trinité qui fut mon dernier sujet de conversation avec mon papa Gilbert Awazi Chuma Lukatika, une semaine avant sa mort le 12 juin 2018 à Kinshasa. Nous parlions de l'Unique essence divine en trois personnes

---

[16] Lire ma dénonciation vigoureuse de la démagogie et de l'idolâtrie des « pseudo-égyptologues khamites » dans mon étude : « Théologie africaine et Égyptologie pharaonique », in : B AWAZI MBAMBI KUNGUA, *Panorama de la Théologie Négro-Africaine Contemporaine,* L'Harmattan, Paris, 2003[1], 2021[2] (Deuxième Édition revue, corrigée et augmentée), pp. 246-280.

distinctes. **Mungu (Dieu)** est une **Personne vivante** pour mes parents et pour notre famille et en aucun jour nous n'avons douté de son existence et de son action au milieu des hommes qui espèrent dans sa miséricorde, son amour et sa grâce. Il y a mystique dès que l'on expérimente dans sa propre chair que Dieu est une personne vivante et agissante dans l'histoire du monde et de l'humanité qu'il a créés. Il est donc impliqué dans l'histoire de l'humanité comme une personne vivante ayant des émotions et des sentiments. Le Dieu Vivant et Vrai n'est pas le moteur premier d'Aristote qui est une pure contemplation intellectuelle qui se contemple elle-même et laisse le monde continuer de tourner indéfiniment.

Pour mes parents et pour moi-même, Dieu est une personne vivante qui voit tout, qui sait tout et qui est éternelle et n'a nullement besoin de quelque conseiller pour lui dicter la marche de sa création. Dans chaque prise de parole ou grand événement de notre vie familiale – heureux ou malheureux – des bénédictions étaient données au Nom de Dieu et des ancêtres bienheureux qui contemplent son Visage Éternel. Même ma grand-mère Sifa Kimanyu qui était musulmane, elle faisait chaque jour ses prières et jusqu'à la fin de ses jours elle allait très tôt le matin à la mosquée de Kindu et pratiquait toujours le jeûne de Ramadan. Mon grand-père paternel Lusinde Kabala – mort en 1939, alors que mon papa n'avait que 2 ans – fut aussi un fervent musulman et envisageait déjà d'envoyer son fils Gilbert Awazi en Arabie Saoudite pour apprendre le Coran et la théologie islamique. Mes racines familiales aussi loin et haut que l'on puisse remonter sont tissées par des croyants en la puissance de Dieu à qui Rien n'est impossible et qui dirige la vie de ses enfants en écrivant droit avec des lignes courbes. Mes grands-parents et mes parents ont toujours joui d'une vénération unanime dans les sociétés où ils ont vécu comme des leaders exemplaires et respectés par tout le monde.

Ma vocation théologique remonte donc dès ma tendre enfance et elle a été nourrie par cette ambiance familiale et quotidienne d'immersion dans la foi en la présence invisible et agissante de Dieu au cœur de nos vies. Elle est aussi basée sur le miracle inoubliable dont j'ai été le bénéficiaire d'avoir figuré parmi les 10 bébés « rescapés » d'une épidémie terrible de variole/varicelle qui emporté au moins 1000 enfants dans la ville de Kalima à 100 km de Kindu. Alors que j'avais seulement un an, je me trouvais avec ma mère à Kalima où elle est venue soigner ses maux d'estomac. C'est là que je fus victime d'une épidémie de variole/varicelle qui a décimé de nombreux enfants à l'hôpital de Kalima et mes parents m'ont répété durant toute ma vie que : « ***Benoît, tu es un rescapé de Dieu*** » et cette confession de foi constitue assurément la source motrice de ma vocation théologique et prophétique, le centre de gravité de mon pèlerinage terrestre. Je dois aussi signaler les attaques fréquentes de la malaria durant ma jeunesse à Kindu qui me faisaient garder le lit chaque semaine. Mais dès que j'ai commencé ma formation religieuse chez les spiritains après mes études secondaires en septembre 1987, je n'ai plus eu ces crises récurrentes de malaria en dépit de sa présence endémique au Gabon et au Cameroun, où j'ai passé 4 ans de ma formation chez les pères du Saint-Esprit.

C'est donc naturellement que je suis entré chez les servants de messe à la cathédrale du Saint-Esprit dont le curé fut le père **Alexis Loumaye[17],** missionnaire spiritain dans la ville de Kindu, de 1979 à 1987. Durant mes études primaires

---

[17] Lire mon texte : Benoît Élie AWAZI MBAMBI KUNGUA, « Contemplation et Action dans la vie missionnaire. Hommage théologique et prophétique au Père Alexis Loumaye, Cssp. », in : *Le Tournant prophétique des théologies négro-africaines contemporaines. De l'Auto-Performativité de la Deutérose,* L'Harmattan, Paris, 2021, 384 pages, pp. 37-60.

et secondaires à Kindu, j'ai toujours été parmi les trois premiers de classe et plus souvent le premier de classe. J'exprime ma gratitude aux frères maristes du collège Enano de Kindu qui nous ont donné une formation solide et très exigeante qui m'a fourni des bases solides pour poursuivre avec succès mes études en dehors du Congo dès l'âge de 18 ans. C'est dès l'âge de 9 ans que j'avais la conviction de passer ma vie dans la vocation théologique et prophétique avec une ouverture vers le ministère sacerdotal. Pour moi la vocation prophétique consiste à expérimenter dans sa chair l'action salvifique de Dieu qui est aussi sa Gloire qui s'auto-manifeste dans le monde et l'humanité. Le prophète est simultanément le véhicule de la parole de Dieu et de la puissance de vie et de guérison qu'elle charrie. Il atteste aussi que Yahvé seul fait vivre et fait mourir et non pas *le Baal*, l'idole de la végétation et de la pluie.

J'ai alors été accompagné chaque semaine par le père Alexis Loumaye, le curé de la cathédrale du Saint-Esprit et je lui ai exprimé mon désir d'entrer dans la Congrégation des Pères du Saint-Esprit. Ma vie en famille a été agréable avec une volonté de passer beaucoup de temps dans la solitude de la lecture, de l'écriture et de l'apprentissage de mes cours. J'avais une propension aux réflexions philosophiques à tel point qu'alors que j'étais en 2e année du secondaire (13 ans), je pouvais déjà discuter avec des élèves des classes terminales sur la philosophie et dès l'âge de 13 ans tout le collège de l'Enano m'appelait par le nom de « Socrate ». Et cela fut prémonitoire parce que je suis arrivé jusqu'à la soutenance de ma thèse de doctorat de philosophie à l'Université de Paris IV-Sorbonne, le 08 septembre 2003, sous la direction du Professeur Jean-Luc Marion, de l'Académie française, avec pour titre : « *Donation, Saturation et Compréhension. Phénoménologie de la Donation et Phénoménologie Herméneutique : Une alternative ?,* »[18]. Mon jury de soutenance fut composé par les Professeurs Jean-Luc Marion, Jean Greisch et Emmanuel Housset dont les travaux se situent dans l'école phénoménologique et herméneutique post-heideggerien.

Après avoir obtenu mon diplôme d'études secondaires à la section biochimie en septembre 1987, j'ai demandé d'entrer au postulat des pères spiritains à Lubumbashi, à la frontière avec la Zambie et à 2000 km de Kindu. Ce fut ma première séparation d'avec mes parents et ma mère Bernardine Kawa Safi m'accompagné par train (une semaine de voyage) pour me confier entre les mains du père supérieur de la Fondation spiritaine du Zaïre, le père Staf Leemans qui avait aussi travaillé comme curé de la paroisse cathédrale du Saint-Esprit et Coordinateur diocésain de l'enseignement catholique de Kindu. Il est toujours vivant en Belgique dans une maison de retraite et est âgé aujourd'hui de 92 ans. L'année du postulat s'était déroulée à la paroisse Saint Amand dans la zone de la Rwashi dans l'archidiocèse de Lubumbashi. Nous avions trois accompagnateurs : deux Belges (Père Rémi Peeters et Père Bert Hermans) et un français, le père Patrick Blier. Cette année d'un premier discernement de vocation par les formateurs comprenait des cours d'initiation à la Bible, du français, de l'histoire de la Congrégation du Saint-Esprit et de la culture générale. Il y avait aussi une initiation à la vie communautaire. Nous avions des temps pour le travail manuel, le sport et la catéchèse. Nous avions aussi une sortie chaque premier dimanche du mois. Nous étions 3 postulats provenant des paroisses de Budi, de Katea et de Kindu. Le postulat s'est déroulé de septembre 1987 à juin 1988. À la fin de cette année, j'ai fait ma demande d'admission au philosophat qui se déroulait à Libreville au Gabon et je fus admis par le supérieur de l'époque, le spiritain belge **Sooi Augustijns**,

---

[18] L'Harmattan, Paris, 2005, 310 pages.

âgé de 81 ans et qui vit en Belgique aujourd'hui. En juin 1988, je suis revenu à Kindu pour des vacances en famille avant d'aller au Gabon pour commencer les Études philosophiques au Grand Séminaire Spiritain international Père Brottier qui réunissait tous les candidats spiritains provenant des anciennes colonies françaises et belges d'Afrique.

Dès septembre 1988, j'ai quitté pour la première fois mon pays, à 18 ans pour aller vivre dans un autre pays : le Gabon. Il suffit d'une heure et 15 minutes de vol au départ de Kinshasa pour rejoindre l'aéroport Léon Mba de Libreville au Gabon. Nos formateurs spiritains étaient français ou africains de différents pays. Les séminaristes provenaient de toute l'Afrique francophone : Sénégal, Cameroun, Gabon, Congo-Brazzaville, Zaïre, La Centrafrique. Le cycle d'Études philosophiques et bibliques s'étalait sur trois ans. Durant les vacances d'été, les séminaristes étaient envoyés pour deux mois de stage dans des paroisses gérées par les spiritains à travers le pays. J'ai donc eu l'occasion de passer mes stages respectivement à Port-Gentil, la deuxième ville du Gabon et à Moanda, dans le diocèse de Franceville. J'ai reçu une initiation générale et approfondie de l'histoire de la philosophie occidentale des présocratiques à Hegel et Heidegger qui étaient considérés comme des sommets de la métaphysique occidentale. Des cours d'introduction à la sociologie, à la psychologie et à l'économie étaient aussi enseignés. Il y avait aussi des cours d'initiation à l'exégèse biblique qui étaient délivrés par le spiritain français, Pierre Buis, qui fut mon directeur spirituel, qui était le spécialiste de l'Ancien Testament et a supervisé la traduction du livre des Nombres dans la traduction œcuménique de la Bible (TOB). Ses travaux sur le Pentateuque, le livre des Nombres, le Deutéronome et le livre des Rois font autorité chez les exégètes européens de l'Ancien Testament. Il a été durant deux ans (1989-1991) mon accompagnateur spirituel et j'ai rédigé un article d'hommage théologique[19] lors de sa mort le 23 juillet 2005 sur une plage à Rome.

En juin 1991, j'ai achevé mon cycle de philosophie et je suis parti pour des vacances familiales à Kindu. J'ai alors adressé ma demande d'entrée au noviciat au père Sooi Augustijns et son conseil qui m'ont admis. En août 1991, je suis reparti à Kinshasa pour commencer les démarches de visa pour aller au noviciat à Mbalmayo, au Cameroun et je suis arrivé en retard à cause des difficultés d'obtention du visa. Mais j'ai commencé le noviciat avec 10 autres novices de différents pays francophones appartenant à la Province spiritaine d'Afrique centrale. Il s'agit d'une année intense de discernement de la vocation religieuse spiritaine sous la direction d'un maître des Novices assisté d'un vice-maître et d'un économe. Contrairement au cycle de philosophie à Libreville avec l'emphase mise sur la spéculation philosophique, le noviciat est comme une traversée décapante et spirituelle du désert qui dépouille de l'accessoire pour ne viser que l'essentiel de la vocation de consécration à Dieu dans la vie religieuse et missionnaire au sein de la Congrégation du Saint-Esprit. L'emphase est mise sur l'initiation à l'oraison, au travail manuel, à la spiritualité

[19] Lire ses publications : Buis, Pierre, *Le Livre des Nombres* (Cahier Évangile 78, Cerf, Paris, 1991) ; Id., *Le Livre des Rois* (Cahier Évangile 86, Le Cerf, Paris, Paris, 1993) ; Id., « Livre des Rois », *Supplément au Dictionnaire de la Bible (DSB), t. X,* col. 695-740 ; Id., *Le Lévitique : la loi de sainteté,* Cahiers Évangile N^0 111, Paris, Cerf, 2001 ; Id., *La notion de l'Alliance dans l'Ancien Testament*, Le Cerf, Paris, 1976 ; Id., *Le Deutéronome*, Beauchesne, Paris, 1969 ; Id., *Le Livre des Rois*, Gabalda, Paris, 1997 ; Id., *Josias,* Paris, Cerf, 1958 & Buis, P. & Leclercq, J., *Le Deutéronome*, J. Gabalda, Paris, 1963. Benoît Awazi Mbambi Kungua, « Pierre Buis (1929-2005) : missionnaire et exégète. Essai de relecture théologique et spirituelle », *Nouvelle Revue Théologique,* Janvier-Mars 2010, Tome 132/1, pp. 86-99.

des spiritains et la vie communautaire dans une situation internationale.

C'est une année intense qui se passe à l'écart de la ville de Mbalmayo au bord de la rivière Nyong avec de la forêt à cultiver chaque matin. La journée commençait toujours par un temps d'oraison personnelle de deux heures suivi du petit-déjeuner et de trois heures de travail manuel. En plus il y avait chaque jour un seul cours d'initiation à la spiritualité, au charisme missionnaire spiritain et à l'histoire de la vie religieuse. Chaque après-midi, il y avait encore deux autres heures de travail manuel dans un secteur attribué à chaque novice pour trois mois à tour de rôle : l'apiculture, les bananes douces séchées, le soin des moutons, des porcs, des poules, des canards, le jardin et la fabrication des parpaings. Le reste du temps était laissé à la responsabilité personnelle. Oui le noviciat est une période d'initiation à l'oraison, au discernement des esprits, à la spiritualité des Pères du Saint-Esprit, au travail manuel et à la vie dans une communauté internationale composée des Zaïrois, des Congolais de Brazzaville, des Gabonais, des Camerounais et des Centrafricains. Je garde de cette année initiatique la structuration de la vie de prière, de méditation de la Parole de Dieu et d'oraison continuelle, l'équilibre entre le travail intellectuel et le travail manuel, le sport et les exigences et défis de la vie dans une communauté internationale composée des Africains de plusieurs nationalités et des Français.

À la fin de l'année entière du Noviciat, j'ai été envoyé en septembre 1992, par mes supérieurs, pour passer un temps de stage missionnaire à la paroisse de Malemba-Nkulu, dans le diocèse de Manono dans la province du Katanga au Zaïre. C'est durant cette année de stage à Malemba que j'ai fait le voyage de 1000 km, de Malemba à Kindu, par véhicule et par moto accompagnés par les pères Sooi Augustijns et Alexis Loumaye, pour y faire ma première profession religieuse dans la Congrégation du Saint-Esprit. La messe de ma profession fut célébrée dans la cour de la paroisse cathédrale du Saint-Esprit le 14 mars 1993 et elle fut présidée par **Monseigneur Paul Mambe Mukanga**. J'ai alors prononcé mes vœux temporaires en présence du supérieur de la Fondation du Zaïre, **le père Sooi Augustijns,** avec un témoignage de mon père spirituel, **le père Alexis Loumaye,** qui fut le premier à m'accompagner comme candidat spiritain dès 1979 à la paroisse du Saint-Esprit. Il y eut une réception dans ma maison familiale où furent invités l'évêque Mgr Mambe Mukanga Paul, les pères spiritains de Kindu, des abbés, des frères maristes, des religieuses et d'autres membres de la famille, amis et connaissances à Kindu.

Après deux mois de vacances familiales à Kindu, je suis retourné à Malemba Nkulu pour achever mon stage missionnaire jusqu'en août 1993. Je me suis ensuite rendu à Lubumbashi, puis à Kinshasa pour entamer les longues démarches d'obtention du visa pour la France, où je devais commencer mon cycle des Études théologiques à l'Institut Catholique de Paris. Mais il fallait composer avec des lois sévères du ministre de l'Intérieur Charles Pasqua qui avait considérablement durci les conditions d'entrée des émigrés en France. Je suis resté à la procure Sainte-Anne de Kinshasa durant deux mois et le supérieur de l'époque Noël Perrot m'avait intimé l'ordre d'annuler les démarches pour la France et de traverser le fleuve Congo pour Brazzaville, où je devrais commencer les études théologiques au scolasticat Poullart des Places de Brazzaville, à Kinsoundi.

Mais la Providence a fait que j'ai obtenu mon visa pour la France la veille de ma traversée pour Brazzaville. J'ai donc pris l'avion à Brazzaville le 23 octobre 1993 pour atterrir pour la première fois en Europe, à l'aéroport de Roissy-Charles de Gaulle. À cause de mes études au Grand Séminaire Père Brottier de Libreville, l'Institut catholique de

Paris m'a inscrit directement en deuxième année dans la section de Théologie biblique et systématique (STBS). Tous les cours ont attiré mon attention avec une focalisation particulière sur le cours de phénoménologie et herméneutique du professeur Jean Greisch[20], le cours du rapport entre la philosophie et la théologie chrétienne par le professeur Philippe Capelle[21], le cours de Théologie fondamentale du professeur Antoine Delzant[22], le cours de Trinité avec le père Michel Corbin[23], s.j, le cours sur les prophètes et les livres sapientiaux du professeur Jésus Asurmendi[24], le cours de Saint Jean du professeur Yves

---

[20] Lire ses ouvrages : Jean Greisch, *L'Âge herméneutique de la raison,* Cerf, Paris, 1985 ; Id., *Ontologie et Temporalité. Esquisse d'une interprétation intégrale de* Sein und Zeit, PUF, Paris, 1994 (« Collection ''Épiméthée'' ») & Id., *Herméneutique et Grammatologie*, CNRS, Paris, 1977.

[21] Philippe Capelle, *Philosophie et Théologie dans la pensée de Martin Heidegger*, Cerf, Paris, 1998 & Philippe Capelle (Dir.), *Phénoménologie et christianisme chez Michel Henry. Les derniers écrits de Michel Henry en débat,* Paris, Cerf, 2004.

[22] Je rends ici un hommage théologique solennel au père Antoine Delzant (1935-2013), décédé le 14 mars 2013 à Paris et qui fut mon professeur de théologie fondamentale à l'Institut Catholique de Paris et qui fut le premier à m'initier avec brio aux grandes figures de la théologie occidentale du XXe siècle, durant l'année académique 1993/1994. Le souvenir de ce théologien parisien, agrégé de mathématique, à la fois érudit et proche des pauvres et des petits me remonte à l'esprit à cause de l'emphase qu'il mettait constamment sur le *tournant langagier, symbolique et communicationnel* imprimé par le Concile Vatican II dans le champ des disciplines théologiques. Lire ses ouvrages : A. Delzant, *La communication de Dieu. Par-delà utile et inutile. Essai théologique sur l'ordre symbolique*, Le Cerf, Paris, 1978, « Collection Cogitatio Fidei, 92) ; Id., *Croire en Dieu dans un monde scientifique*, Le Cerf, Paris, 1979 ; *croire quand même*, Bayard, Paris, 2006

[23] Lire ses ouvrages : Michel Corbin, *L'inouï de Dieu : six études christologiques*, Volume 1, Desclée de Brouwer, Paris, 1980 & Id., *La Trinité ou L'excès de Dieu*, Cerf, Paris, 1997.

[24] Jesus Maria Asurmendi, *Le prophétisme des origines à l'époque moderne.* 1985 ; Id., *Le Prophète Ézéchiel*, Cahiers Évangile 38, Le Cerf,

Marie Blanchard[25], le cours des synoptiques et de Saint Paul par le professeur Michel Quesnel[26] et les travaux dirigés de théologie fondamentale du professeur Vincent Holzer[27]. Voici l'évaluation du directeur du premier cycle de STBS, le professeur Yves Marie Blanchard sur mon relevé des notes de la deuxième année (1993/1994) : « *Les résultats sont excellents et montrent que Benoît s'est adapté au travail universitaire, avec une rapidité surprenante. Ses grandes qualités intellectuelles et son extrême application permettent d'espérer un très bon parcours de licence. Il peut donc se montrer plus détendu, sans relâcher son effort.* » La même année, du 28 juillet au 15 août 1994, j'ai eu la grâce de faire mon pèlerinage en Israël avec les séminaristes français à la Maison d'Abraham qui appartient à la Conférence épiscopale de France. C'est un voyage qui m'a marqué à vie parce que chaque fois que je relis la Bible, je visualise certains lieux que j'ai visités et cela me fait prendre conscience du sérieux et de l'historicité de l'incarnation de Dieu en Jésus-Christ au terme d'une longue histoire millénaire de révélation au peuple d'Israël. Il faut bien garder en mémoire que la seigneurie de Dieu est universelle et c'est au nom de sa souveraineté et de sa liberté absolu qu'il a

---

Paris, 1981 & Id., *Amos et Osée*, Cahier Évangiles N 64, Le Cerf, Paris, 1988.

[25] Yves-Marie Blanchard, *Aux sources du canon, le témoignage d'Irénée*, coll. « Cogitatio Fidei » 175, Paris, Cerf, 1993, 364 pages ; Id., *Des signes pour croire ? Une lecture de l'évangile de Jean*, Cerf, Paris, 1995.

[26] Pour les synoptiques, l'ouvrage de référence fut celui de Charles Perrot, *Jésus et l'histoire*, Desclée de Brouwer, Paris, 1979[1], 2014[2] (« Collection Jésus et Jésus-Christ N[0] 11). Parmi les ouvrages du professeur Michel Quesnel, je mentionne : *Jésus-Christ selon saint Matthieu*, Mame-Desclée, Paris, 2014 ; Id., *Jésus, l'homme et le Fils de Dieu*, Flammarion, Paris, 2009 & Id., *Saint-Paul et les commencements du christianisme*, Desclée de Brouwer, Paris, 2008.

[27] Vincent Holzer, *Le Dieu Trinité dans l'histoire. Le Différend théologique Balthasar-Rahner*, Cerf, Paris, 1995 & Id., *Hans Urs von Balthasar*, Cerf, Paris, 2012.

choisi Israël pour être le témoin de l'unicité de Yahvé parmi les nations païennes. La vie et la survie d'Israël dépendent totalement de sa fidélité à cette alliance avec son Dieu qui le met devant un choix grave : la vie, la bénédiction et le bonheur d'un côté, la mort, la malédiction et le malheur de l'autre. (Deutéronome 30). L'élection d'Israël est la preuve théologique que Dieu est agissant dans les vicissitudes de l'histoire de l'humanité et il se réserve le dernier mot sur toute chair qu'il a créée et qu'il se révèle comme l'Unique Dieu d'Israël et des païens.

Dès le début de ma troisième année de théologie (1994/1995), mes relations avec le père Bernard Ducol, le supérieur de la communauté spiritaine de Clamart, dans le département des Hauts-de-Seine se sont considérablement dégradées et il a décidé unilatéralement de l'interruption de mes études théologiques et de mon retour dans ma province d'origine au Zaïre. C'est ainsi qu'à la fin de l'année académique, le 25 juin 1995, il a payé pour moi ***un billet aller simple*** pour s'assurer que je ne pouvais plus jamais retourner à Paris par mes propres moyens. Il s'est totalement trompé, car j'y suis revenu en l'espace de 40 jours après cette interruption malicieuse de mes études théologiques à l'Institut catholique de Paris que j'avais amorcé*es* avec une ambition intellectuelle légitime.

Je soulève ici l'intentionnalité nocive de Bernard Ducol qui ne voyait pas d'un bon œil mes performances académiques à l'Institut Catholique de Paris. À plusieurs reprises, il me répétait que : « Tu aimes trop les Études, mais les Spiritains ne sont pas les Jésuites… ». Je suis donc retourné jusque dans ma ville natale de Kindu chez mes parents Gilbert Awazi Chuma Lukatika et Bernardine Kawa Safi. Le 18 juillet 1995, à la paroisse spiritaine de Basoko à Kindu, en présence de mes parents et du père spiritain hollandais Théo Rutjes, le supérieur des spiritains du Congo, **le père Noël Perrot** m'a renvoyé de sa province en disant tout haut que : « *Benoît ne s'est pas mis à genoux devant son supérieur de Clamart, le père Bernard Ducol.* » Mes parents et moi-même nous avons dit devant le père Noël Perrot en Kiswahili : « ***Mungu asifiwe*** », ce qui veut dire : « ***Dieu soit loué*** ».

Dès le 26 juillet 1995, avec mes propres moyens financiers, j'ai pris l'avion de Kindu à Kinshasa, et ensuite de Kinshasa à Paris. Le 2 août 1995, je suis allé à l'Institut Catholique de Paris pour me montrer au directeur du premier cycle, le père Yves Marie Blanchard. La première personne que j'ai rencontrée devant la porte d'entrée de la Catho est curieusement mon ancien supérieur à la communauté de Clamart, le père **Bernard Ducol, avec un air hagard, il** était totalement décontenancé de me revoir tel un « fantôme/ revenant » encore à Paris, alors qu'il m'avait payé un billet aller simple Paris-Kinshasa-Kindu, qui est plus cher qu'un billet aller/retour, pour être sûr que mon parcours à l'Institut catholique de Paris était complètement terminé. Il était sûr ainsi de mettre fin à ma vocation théologique et universitaire, mais il avait complètement tort d'avoir sous-estimé la puissance de Dieu qui combat à la place des petits et des pauvres écrasés par les « pseudo-puissants » de ce monde. 25 ans après cette rupture, je rends grâce à Dieu pour ce qu'il m'a permis d'accomplir à travers la constitution de mon œuvre pluridisciplinaire ayant une portée scientifique mondiale.

Quelle ne fut la grande surprise du père Yves-Marie Blanchard lorsqu'il me vit dans la cour de la Catho et qui m'a dit : « Voilà un fantôme qui revient à la Catho. ». Il m'a dit toute sa joie de me revoir et m'a remis mon relevé des notes de la troisième année dans lequel le conseil de la Catho avait vivement déploré l'interruption brutale de ma formation théologique en ces termes : « *Le Conseil déplore vigoureusement qu'un étudiant aussi brillant ne puisse mener à son terme une licence commencée sous les meilleurs auspices.*

En toutes disciplines, les enseignants apprécient, la courtoisie, l'application exemplaire et la vive intelligence de Benoît qui paraissait capable d'apporter à l'Église d'Afrique toute la richesse de sa réflexion théologique. ». La Catho avait pris soin d'envoyer une copie de mon relevé des notes au père provincial des spiritains de la province de France, le père Jean-Paul Hoch, qui deviendra plus tard le supérieur général de la Congrégation de 2004 à 2012.

Aussitôt, la Catho m'a accordé une bourse d'études pour achever mon premier cycle de théologie. J'ai aussi eu la grâce d'être hébergé dans une chambre qui se situait à côté de la sacristie de l'Église Saint Germain-des-Prés, grâce à la générosité de Mgr Guiberteau et du père François d'Antin qui était mon accompagnateur spirituel durant cette dernière année de mes études théologiques du premier cycle (1995/1996). C'est aussi durant cette dernière année que j'ai suivi avec une attention soutenue **le cours magistral du Pentateuque dispensé par le professeur Jacques Briend[28].**

---

[28] Lire ses publications : Jacques Briend, *Dieu dans l'Écriture*, Le Cerf, Paris, 1992 (« Collection Lectio Divina 150 ») ; Id., *Une lecture du Pentateuque,* Cahiers Évangile 15, Cerf, Paris, 1976 ; Id., « Y a-t-il en Israël une succession prophétique », *Transversalités, Revue de l'Institut Catholique de Paris*, 70, avril-juin 1999, p. 256 ; Id., « Théologie et récit : I Rois 12, 1-19 » in : *Penser la foi, Mélanges J. Moingt,* Cerf-Assas, Paris, 1993, pp. 27-36 ; Id., « Salomon dans le livre des Rois », *DSB XI, col. 431-449.* (Analyse littéraire des ch. 1-11) & Id., « La « Crise » du Pentateuque », *Revue de l'Institut Catholique de Paris,* 29/1989, pp. 49-62. Artus, O., & Ferry, J. (Dirs.), *L'Identité dans l'Écriture. Hommage au Professeur Jacques Briend,* Le Cerf, Paris, 2009 (« Collection Lectio Divina 228 ») ; Benoît Awazi Mbambi Kungua, « Érudition et Mystique : quand le savant demeure un homme de Dieu. Hommage théologique et prophétique au Père et Professeur Jacques Briend, Exégète et théologien français (2 octobre 1932-25 février 2017), in : Benoît AWAZI MBAMBI KUNGUA (Dir.), *Philosophies africaines, Études postcoloniales et Mondialisation néolibérale. Variations africaines et diasporiques, Afroscopie VIII/2018* (Revue savante et pluridisciplinaire sur l'Afrique et les communautés noires), publiée par Le Cerclecad-Harmattan, Ottawa-

Ce cours constitue une source d'inspiration continuelle et intarissable dans ma vocation théologique. Cette dernière année à la Catho est celle de ma *métamorphose/anamorphose* comme « *théologien prophétique de la libération holistique* » parce que j'ai pris conscience que ma foi en Dieu dépend tout d'abord de ma relation personnelle d'alliance vivante avec lui en amont de toute médiation humaine et ecclésiale, parce que Dieu sonde les reins et les cœurs et il voit dans le secret des pensées des hommes. Je me situe ici dans la dynamique de la communication immédiate de Dieu à l'âme du prophète sans aucune médiation du monde créé. Le propre de la vocation prophétique est d'entendre cette « *voix de fin silence* » de Yahvé qui révèle ses desseins et ses plans au prophète. Elle permet de situer l'élection du prophète dans l'éternité bien avant sa naissance dans le sein de sa mère : « *Paroles de Jérémie, fils de Hilqiyahou, l'un des prêtres résidant à Anatoth, dans le territoire de Benjamin. Où la parole du Seigneur s'adresse à lui, au temps de Josias, fils d'Amon, roi de Juda, la treizième année de son règne. – Elle s'adressa encore à lui au temps de Yoyaqim, fils de Josias, roi de Juda, jusqu'à la fin de la onzième année de Sédécias, fils de Josias, roi de Juda, jusqu'à la déportation de Jérusalem, au cinquième mois. La parole du Seigneur s'adressa à moi : « Avant de te façonner dans le sein de ta mère, avant que tu ne sortes de son ventre, je te connaissais ; je t'ai consacré ; je fais de toi un prophète pour les nations. » Je dis : « Ah ! Seigneur Dieu, je ne saurais parler, je suis trop jeune. » Le Seigneur me dit : « Ne dis pas : Je suis trop jeune. Partout où je t'envoie, tu y vas ; tout ce que je te commande, tu le dis ; N'aie peur de personne : Je suis avec toi pour te libérer – oracle du Seigneur. » Le Seigneur, avançant la main,*

Paris, 2018, 716 pages, pp. 123-131. Et mon ouvrage : ID., *LE PENTATEUQUE ET L'AFRIQUE. Une approche mystique, agricole et Bibliocratique,* L'Harmattan, Paris, 2021.

toucha ma bouche, et le Seigneur me dit : « Ainsi je mets mes paroles dans ta bouche. Sache que je te donne aujourd'hui autorité sur les nations et sur les royaumes, pour déraciner et renverser, pour ruiner et démolir, pour bâtir et planter. » (**Jérémie 1, 1-10**).

En juin 1996, j'ai passé avec succès mon examen oral de « Maturité théologique » et j'ai achevé mon premier cycle de théologie avec la mention Très Bien. Et voici l'évaluation finale du professeur Yves-Marie Blanchard, le directeur du premier cycle de la STBS : « *Grâce à une persévérance et une application exemplaires, tu n'as pas permis que les difficultés personnelles compromettent gravement la qualité de ton travail. Malgré un petit fléchissement sur la fin (oral de maturité), ton parcours est excellent et laisse augurer des services que tu pourras rendre à l'Église du Zaïre. Tous mes vœux t'accompagnent pour ta réinsertion dans la vie ecclésiale.* »

Dès le mois de septembre 1996, je suis allé m'inscrire en Licence de philosophie à l'Université Paris IV-Sorbonne (1996/1997). Ce fut pour moi une occasion de m'approprier plus rigoureusement quelques problématiques et méthodologies indispensables pour comprendre de l'intérieur les métamorphoses de la Modernité occidentale en rencontrant quelques maîtres. C'est durant mes années d'Études à l'Université de Paris IV-Sorbonne (1996-2003) que j'ai pu rencontrer quelques noms d'intellectuels français influents dans le « microcosme parisien ». Ces professeurs m'ont fourni des outils analytiques, critiques et réflexifs indispensables dans la construction de mon œuvre pluridisciplinaire qui s'élabore au carrefour de la théologie, de la philosophie et des sciences sociales et politiques. Avant de choisir une spécialisation à partir de la maîtrise entre la philosophie, la sociologie et les sciences sociales et politiques, les étudiants de la licence avaient les mêmes exigences de cours et de séminaires à valider. Les trois professeurs qui m'initiaient à la sociologie en année de Licence (1996/1997) étaient plutôt partisans de *l'individualisme méthodologique* (Raymond Boudon, François Chazel) ou de la *sociologie historique de la modernité individualiste* (Jean Baechler[29]). Nous devions parcourir durant l'année-charnière de la licence les certificats

[29] Dans mes recherches, je m'appuie régulièrement sur sa sociologie historique de la Modernité européenne. Tout en historicisant l'Europe par rapport aux grandes civilisations orientales (Inde, Chine, Perse…), Jean-Baechler comprend la modernité comme la « *seconde révolution civilisationnelle* » après celle du *Néolithique* (*Sédentarisation, Agriculture, Écriture, bureaucratie, urbanisation...*) La naissance de la science mécaniste et mathématique (Descartes, Galilée, Copernic…), l'irruption du capitalisme dans l'éthique protestante et calviniste, l'accélération de la division sociale du travail, la démocratisation, l'individu et la sécularisation des sociétés européennes constituent les caractéristiques idiosyncrasiques de cette Modernité – *une exception historique européenne* – en train de se mondialiser aujourd'hui, non sans susciter des résistances et révoltes altermondialistes. L'auteur remonte jusqu'à l'ontologie de Parménide qui pose l'immutabilité de l'Être absolu et le mouvement comme l'indice de la finitude et de la mortalité de la créature. La première conséquence philosophique de cette percée gnoséologique consiste à prendre conscience que la science moderne n'est valable que pour des esprits finis et les lois mathématiques découvertes sont des créations éternelles de Dieu (Descartes). L'une des questions discutées par l'auteur est de comprendre comment cette exclusivité européenne est en train de se mondialiser dans les autres aires culturelles non européennes/occidentales. « La géométrie est une exclusivité européenne depuis lors, complètement absente des autres aires culturelles. Or l'intuition fondamentale de Galilée fut que « *la nature est écrite en langage **géométrique** ». En fait, il s'est trompé, elle est écrite en langage **numérique**, et non géométrique ». **sed culpa felix** !* » (*Le capitalisme. II. L'économie capitaliste*, Gallimard, Paris, 1995, p. 75). Lire aussi : *Le Capitalisme. I. Les origines,* Gallimard, Paris, 1995 & M. Clavelin, *La Philosophie naturelle de Galilée. Essai sur les origines et la formation de la mécanique classique,* Armand Colin, Paris, 1968.

suivants : La Métaphysique[30], La Philosophie antique[31], La Philosophie morale et politique[32], La Sociologie[33] et L'Esthétique[34]. Ces 7 années passées à Paris IV-Sorbonne (1996-2003), mon parcours en Licence de Théologie Biblique et Systématique à l'Institut Catholique de Paris (1993-1997) ainsi que mes études doctorales de Théologie à l'Université Marc-Bloch, Strasbourg II (2000-2005) constituent les institutions initiatiques où j'ai reçu les bases épistémologiques, philosophiques et théologiques qui soutiennent l'architecture scientifique de mon œuvre pluridisciplinaire en cours de construction et de dissémination aujourd'hui dans le monde. Je signale l'impact du séminaire de « Théologie et Mystique » dirigée par la professeure Marie-Anne Vannier[35], le cours de la

---

[30] Le cours magistral était donné par le Professeur Jean-Luc Marion de l'Académie française et qui a dirigé mes mémoires de Maîtrise, de DEA et ma thèse doctorale soutenue le 8 septembre 2003. Les travaux dirigés étaient donnés par les professeurs Jean-Louis Chrétien et Bernard Mabille.

[31] Le cours magistral était donné par le Professeur Gilbert Romeyer-Dherbey et les travaux dirigés par le professeur Jérôme Laurent autour des *Ennéades* de Plotin.

[32] Le cours magistral était donné par le Professeur Alain Renaut et les travaux dirigés par le Professeur Jean-Louis Chédin.

[33] Le cours magistral de sociologie était donné simultanément par trois professeurs partisans de *l'individualisme méthodologique* et qui ont fait école dans le champ intellectuel mondial : Raymond Boudon, Jean Baechler et François Chazel. Les travaux dirigés étaient donnés par le Professeur Alban Bouvier.

[34] Le cours magistral donné par le Professeur Michel Podgorny et les travaux dirigés par le Professeur Leszek Brogowski.

[35] Marie-Anne Vanier, *Saint Augustin et le mystère trinitaire*, Paris, Cerf, coll. « Foi vivante », 1993 ; Id., *Dieu le Père, mystère de charité*, Paris, Cerf, coll. « Foi vivante », 1998 ; Id., *Les visions d'Hildegarde de Bingen dans le Livre des œuvres divines*, Paris, Albin Michel, 2015 Id., *L'humilité chez les mystiques rhénans et Nicolas de Cues*, Paris, Beauchesne, 2016 (dir. ouvrage collectif) ; Id., *Hildegarde de Bingen. Une visionnaire et une femme d'action*, Paris, Entrelacs, 2016 ; Id., *Maître Eckhart prédicateur,* Paris, Beauchesne, 2018 & *Les chemins*

professeure Mariette Canévet[36] sur l'anthropologie théologique de Grégoire de Nysse, le cours d'anthropologie philosophique par le professeur Simon Knaebel et le cours sur les catégories de la Modernité du professeur Yves Labbé.

Après mon année de DEA (2000/2001) de théologie à Strasbourg, j'ai eu quatre années pour diriger ma thèse doctorale sur une réappropriation africaine des théologies politiques de Jürgen Moltmann et de Johann Baptist Metz. Après avoir déposé ma thèse à mon directeur de thèse, le professeur Simon Knaebel, en juin 2005, je n'ai pas pu la soutenir devant un jury à cause des divergences idéologiques nettes entre mon directeur et moi-même. Il n'était pas d'accord que je donne une place centrale aux problématiques du monde des esprits dans l'œuvre de Mgr Emmanuel Milingo[37]. Je n'ai donc pas pu soutenir ma thèse, mais elle a donné lieu à deux ouvrages[38]. Aujourd'hui, l'omniprésence et la recrudescence des problèmes, crises et pathologies liés au monde des esprits et des sorciers partout en Afrique subsaharienne et les Antilles corroborent la justesse théologique de la geste prophétique et thérapeutique de Mgr Emmanuel Milingo et du père Meinrad Hebga. Ces problèmes massifs autour des sorcelleries et du monde des esprits partout en Afrique, dans les diasporas européennes,

---

spirituels dans la mystique rhénane et la devotio moderna, Paris, éditions Beauchesne, 2019 (dir. ouvrage collectif

[36] Mariette Canévet, *Grégoire de Nysse et l'herméneutique biblique. Étude des rapports entre le langage et la connaissance de Dieu*, « Collections Études augustiniennes, Paris, 1983.

[37] Lire sa biographie théologique dans : Gerrie Ter Haar, *L'Afrique et le monde des esprits. Le ministère de guérison de Mgr Milingo, archevêque de Zambie,* Karthala, Paris, 1996 (Traduit de l'anglais par Paulette Géraud).

[38] Benoît Awazi Mbambi Kungua, *Panorama des Théologies négro-africaines anglophones*, L'Harmattan, Paris, 2008, 283 pages & ID., *Le Dieu Crucifié en Afrique. Esquisse d'une Christologie négro-africaine de la libération holistique,* L'Harmattan, Paris, 2008, 330 pages,

américaines et antillaises illustrent la justesse de mon discernement théologique et spirituel. Je présente leurs œuvres dans mes panoramas des théologies négro-africaines contemporaines[39].

Durant cette période, j'ai bénéficié de l'hospitalité de Mgr Antoine de Vial, recteur de la Basilique Sainte-Clotilde dans le VIIe arrondissement de Paris et aumônier des hommes politiques de l'archidiocèse de Paris, à travers le service de pastorale et d'études politiques (SPEP). J'y suis resté de 2000 à 2002, ensuite j'ai passé une année (2002/2003) au Centre théologique de Poitiers comme professeur de philosophie (phénoménologie française) et de théologie patristique. Tout en habitant à Poitiers, je suis aussi intervenu durant le premier semestre 2002/2003 au Studium Notre Dame de l'École cathédrale de Paris pour enseigner les religions traditionnelles africaines. Le TGV permet à beaucoup de personnes d'habiter à Poitiers et de travailler à Paris qu'on atteint après 1h 40 minutes de train.

Après un voyage en famille à Kindu en mars 2003 pour visiter mes parents alors que le pays était coupé en deux zones dirigées respectivement par le RCD/Goma qui occupait la partie orientale et le régime de Joseph Kabila qui occupait le reste du pays, je suis revenu à Poitiers achever mon année académique 2002/2003. J'ai ensuite soutenu ma thèse doctorale le 08 septembre 2003 devant le jury dirigé par le professeur Jean-Luc Marion et constitué par les professeurs Jean Greisch et Emmanuel Housset dans la salle des actes de l'Université de Paris IV-Sorbonne.

---

[39] B AWAZI MBAMBI KUNGUA, *Panorama de la Théologie Négro-Africaine Contemporaine,* L'Harmattan, Paris, 2003[1], 210 pages, 2021[2] (Deuxième Édition revue, corrigée et augmentée), 440 pages & ID., *Panorama des Théologies négro-africaines anglophones*, L'Harmattan, Paris, 2008.

Aussitôt après ma soutenance, je me suis rendu en Guadeloupe chez mon frère **Marc Masumbuko** qui est décédé le 28 août 2021 à l'âge de 68 ans. Je salue sa mémoire et j'exprime ma gratitude pour son hospitalité et sa générosité exceptionnelle durant l'année 2003/2004 en Guadeloupe. J'exprime aussi ma profonde gratitude à la famille de Maryse et Fernand Sainte-Rose en Martinique qui m'ont ouvert leur maison et m'ont accueilli comme un frère en faisant preuve d'une générosité et d'une charité inoubliables. Je prie Dieu qu'il leur rende au centuple dès ici-bas. Durant ce séjour à Fort-de-France, j'ai pu ausculter de près les séquelles mentales et idéologiques des siècles d'esclavage des Africains et de leurs descendants dans les Antilles françaises. La stratification sociale actuelle fait voir comment la « minorité blanche » (*Les Békés*), héritière des esclavagistes européens, continue de monopoliser toutes les richesses des Antilles en utilisant une main-d'œuvre afro-descendante paupérisée et corvéable à merci dans les nouveaux rouages d'esclavage moderne. La majorité noire vit la crise économique avec des familles disloquées, les dégâts de la drogue et du chômage endémique. Les Antilles servent aujourd'hui de « plaque tournante » dans le trafic mondial de la drogue.

La question de la couleur de la peau est cruciale, car plus elle se rapproche du blanc, mieux on est valorisé dans la société et plus on peut espérer occuper des postes prestigieux quelles que soient ses compétences intellectuelles ou ses lacunes objectives. Voilà l'héritage des siècles de décérébration esclavagiste. Cette année dans les Antilles m'a permis de palper de près les pathologies sociales, psychiques et mentales sédimentées dans les esprits au terme des siècles d'esclavage et de déshumanisation codifiée par le sinistre « Code noir ». La « violence symbolique » de cette histoire de servitude pour les descendants d'esclaves est omniprésente à tous les niveaux de la stratification sociale. Les séquelles psychologiques, mentales et intellectuelles sont profondes et relèvent de la psychiatrie. Grâce à la médiation de Fernand et Maryse Sainte-Rose j'ai été reçu par Aimé Césaire dans son bureau au premier étage de la mairie de Fort-de-France. Ce fut un moment émouvant et inoubliable de dialoguer avec ce patriarche de la Négritude, le « Nègre Fondamental. »

En 2004, je suis arrivé à Montréal et assez vite j'ai rencontré le théologien camerounais Jean-Marc Ela qui m'a partagé les leçons de son expérience d'exilé et les combats qui m'attendaient sur le chemin de mon intégration au Canada. J'ai alors enseigné la phénoménologie, l'éthique et la métaphysique à l'université Saint Paul d'Ottawa (2005-2007), ensuite le français aux fonctionnaires du Gouvernement Fédéral du Canada (2007-2013) avant de me consacrer à temps plein dans la présidence du Centre des Recherches Pluridisciplinaires sur les Communautés d'Afrique noire et des diasporas (CERCLECAD[40]), que j'ai fondé avec d'autres collègues le 15 mars 2008, au Collège dominicain d'Ottawa. Nous avons organisé, de 2007 à 2020, chaque dernier samedi du mois, de septembre en juin, une conférence scientifique d'envergure sur des questions spécifiques des communautés afro-canadiennes et les défis de leurs trajectoires migratoires dans la société multiculturelle du Canada. Chaque mois de décembre, nous organisions un colloque annuel sur des sujets pertinents pour les diasporas afro-canadiennes et les questions spécifiques de l'insertion de l'Afrique dans la géopolitique néolibérale au XXIe siècle. Depuis 2010, le

---

[40] Lire mes publications autour de ma présidence du CERCLECAD : Benoît Élie AWAZI MBAMBI KUNGUA, *COMPENDIUM DES PRÉFACES DANS UNE PERSPECTIVE PLURIDISCIPLINAIRE ET ÉMANCIPATRICE (2015-2021),* L'Harmattan, Paris, 2021 ; ID., *CHRONIQUES PRÉSIDENTIELLES DU CERCLECAD. Dits, Écrits et Actes (2007-2020),* L'Harmattan, Paris, 2021 & ID., *Pour une Philosophie de l'Éditorial dans le Cerclecad. Pluridisciplinarité, Transversalité, Intertextualité et Réticularité,* L'Harmattan, Paris, 2021.

Cerclecad publie la revue savante et pluridisciplinaire sur l'Afrique et les communautés noires, « *Afroscopie*[41] », chez

[41] Collectif, *Le Noir et le Savoir scientifique. De la Post-colonie à la Mondialisation, Afroscopie I/2010* (Revue savante et pluridisciplinaire sur l'Afrique et les communautés noires), publiée par Le Cerclecad-Harmattan, Ottawa-Paris, 2010, 98 pages ; Benoît AWAZI MBAMBI KUNGUA (Dir.), *Les Diasporas africaines et noires face au développement. Enjeux, Défis et Perspectives d'avenir, Afroscopie II/2012* (Revue savante et pluridisciplinaire sur l'Afrique et les communautés noires), publiée par Le Cerclecad-Harmattan, Ottawa-Paris, 2012, 115 pages ; Benoît AWAZI MBAMBI KUNGUA (Dir.), *Le Bilan de 50 ans des indépendances politiques africaines et les défis de l'intégration des Africains au Canada. Histoire, Enjeux éthiques et Perspectives d'avenir pour la Renaissance africaine, Afroscopie III/2013* (Revue savante et pluridisciplinaire sur l'Afrique et les communautés noires), publiée par Le Cerclecad-Harmattan, Ottawa-Paris, 2013, 260 pages ; Benoît AWAZI MBAMBI KUNGUA (Dir.), *Leadership féminin et Action politique. Le cas des communautés africaines du Canada, Afroscopie* IV/2014 (Revue savante et pluridisciplinaire sur l'Afrique et les communautés noires), publiée par Le Cerclecad-Harmattan, Ottawa-Paris, 2014, 219 pages ; Benoît AWAZI MBAMBI KUNGUA (Dir.), *Les Intellectuels africains au Canada : Missions, Figures, Visions et Leaderships, Afroscopie* V/2015 (Revue savante et pluridisciplinaire sur l'Afrique et les communautés noires), publiée par Le Cerclecad-Harmattan, Ottawa-Paris, 2015, *390 pages* ; Benoît AWAZI MBAMBI KUNGUA (Dir.), *Dieu et l'Afrique. Une approche prophétique, émancipatrice et pluridisciplinaire, Afroscopie VI/2016* (Revue savante et pluridisciplinaire sur l'Afrique et les communautés noires), publiée par Le Cerclecad-Harmattan, Ottawa-Paris, 2016, 659 pages ; Benoît AWAZI MBAMBI KUNGUA (Dir.), *La Chine et l'Inde en Afrique. Une approche postcoloniale et pluridisciplinaire. Suivi de plusieurs articles en théologie, philosophie et sciences sociales et politiques, Afroscopie VII/2017* (Revue savante et pluridisciplinaire sur l'Afrique et les communautés noires), publiée par Le Cerclecad-Harmattan, Ottawa-Paris, 2017, 490 pages ; Benoît AWAZI MBAMBI KUNGUA (Dir.), *Philosophies africaines, Études postcoloniales et Mondialisation néolibérale. Variations africaines et diasporiques, Afroscopie VIII/2018* (Revue savante et pluridisciplinaire sur l'Afrique et les communautés noires), publiée par Le Cerclecad-Harmattan, Ottawa-Paris, 2018, 716 pages ; Benoît AWAZI MBAMBI KUNGUA (Dir.), *L'inexistence de l'État en Afrique contemporaine et l'opérationnalisation des alternatives*

L'Harmattan, à Paris. Voilà en grandes lignes quelques jalons qui balisent ma trajectoire biographique depuis ma famille à Kindu (1970) jusqu'aujourd'hui à Ottawa (2021), où je continue de m'investir à temps plein dans la production des connaissances savantes et émancipatrices sur l'Afrique et ses diasporas subalternes et amnésiques au Canada et ailleurs en Occident.

Cette narration des péripéties et des stations de mes migrations à travers le monde m'a fait parcourir la trajectoire : République démocratique du Congo-Gabon-Cameroun-France-Israël-Martinique-Guadeloupe-Canada-Congo. Durant les vacances, j'ai visité plusieurs autres pays européens, les États-Unis et le Sénégal. C'est une trajectoire inverse à celle du commerce triangulaire qui suivait la séquence : Europe-Afrique-Amérique-Antilles-Europe. La

---

politiques émancipatrices, Afroscopie IX/2019 (Revue savante et pluridisciplinaire sur l'Afrique et les communautés noires), publiée par Le Cerclecad-Harmattan, Ottawa-Paris, 2021 ; Benoît AWAZI MBAMBI KUNGUA (Dir.), Dieu, Jean-Marc Ela, ENGELBERT MVENG ET L'AFRIQUE : *Vers un christianisme africain autonome fécondé par une théologie de la libération prophétique et trinitaire, Afroscopie X/2020* (Revue savante et pluridisciplinaire sur l'Afrique et les communautés noires), publiée par Le Cerclecad-Harmattan, Ottawa-Paris, 2021 ; Benoît AWAZI MBAMBI KUNGUA (Dir.), *REPENSER, GUÉRIR ET TRANSMUTER L'IMAGINAIRE AFRICAIN. La reconstruction des sociétés africaines par l'intelligence pluridisciplinaire et le travail systématique de ses élites et de ses populations. Hommage au Professeur Godefroid KÄ MANA KANGUDIE, Afroscopie XI/2021* (Revue savante et pluridisciplinaire sur l'Afrique et les communautés noires), publiée par Le Cerclecad-Harmattan, Ottawa-Paris, 2021 & Benoît AWAZI MBAMBI KUNGUA (Dir.), *L'irruption stratégique de la Russie dans la géopolitique africaine postcoloniale. Perspectives épistémologiques, politiques, idéologiques et économiques dans la mondialisation néolibérale, Afroscopie XII/2022* (Revue savante et pluridisciplinaire sur l'Afrique et les communautés noires), publiée par Le Cerclecad-Harmattan, Ottawa-Paris, 2022.

mienne se déroule comme suit : Afrique-Europe-Antilles-Amérique du Nord-Afrique. À chaque fois le pèlerin regagne son point de départ et la boucle est bouclée.

Chap. II.
Les aspects philosophiques et théologiques de la révolution rationaliste et subjectiviste de la Modernité occidentale

En considérant l'émergence de la Modernité avec le « *cogito ergo sum* » de Descartes, la mathématisation, la numérisation et l'objectivation des lois mécaniques de la nature (Galilée, Newton, Copernic), l'obsolescence sociopolitique de la philosophie scolastique et médiévale (Aristotélico-thomiste) et l'autonomie de la philosophie de la « subjectivité moderne » par rapport à la théologie catholique, la critique rationaliste de l'autorité religieuse de l'Église et des États qui la matérialisaient ; l'entreprise de la Modernité et des Lumières est une révolution radicale et paradigmatique qui fonde ses protocoles épistémologiques sur l'expérimentation, la mesure, l'ordre, la modélisation géométrique et algébrique que nous pouvons subsumer dans l'horizon de la ***Mathesis Universalis.*** Cela s'accompagne par le développement du système de la Métaphysique scolaire (Saint Thomas (1225/1226-1274), Duns Scot (1266 - 1308), Suárez (1548-1617), Wolff (1679-1754)) qui appréhende Dieu comme l'Étant absolu avec l'univocité entre le concept de Dieu comme Étant suprême et Cause de soi-même et le concept de l'Être en général. Dès cette époque (aux environs du XVe siècle) se produit l'aporie de la *constitution onto-théologique de la Métaphysique* que Heidegger va complètement démolir pour deux raisons : 1/ Le conflit des suprématies entre la *métaphysique spéciale* en tant que *théologie rationnelle* s'occupant du l'Étant Divin (Moteur Premier) et la *métaphysique générale* en tant que science catholique de l'Être en tant qu'Être (*ontologie*). Il y a le problème de l'univocité du concept Être appliqué unilatéralement à Dieu et à sa création (Scot, Suárez) et aussi la compréhension critique de l'analogie entre Dieu et sa création (Saint Thomas, Bonaventure). Si Saint Thomas pense Dieu dans l'horizon aristotélicien de l'Être ou Moteur Premier, Saint Bonaventure pense Dieu à partir de l'horizon de la charité.

La métaphysique scolaire devient un système hypothético-déductif qui réduit l'être au pensable, au connaissable, au possible selon le principe de non-contradiction logique. Ce mouvement de logicisation, d'objectivation et d'essentialisation de la métaphysique dont l'incubation va de Saint Thomas à Wolff sera la principale cible de la critique heideggérienne de l'oubli de la question de la « *différence ontologique* » par toute la tradition de la métaphysique occidentale, de Platon à Hegel. Pour Heidegger, en effet, la tâche de la « différence ontologique » consiste à affirmer l'irréductibilité de l'Être (Réel) à la volonté de puissance de la gnose philosophique qui tend à réduire l'être aux limites de la connaissance objectivante de la métaphysique de la *subjectivité* et de la *représentation.* C'est l'Être lui-même qui adresse l'appel au *Dasein* au cœur même de la temporalité et de son angoisse devant la mort inéluctable à venir. L'ontologie fondamentale de 1927 est abandonnée dans les années 30 au profit d'une histoire épochale de l'Être qui se déroule par des « *frappes destinales* » à travers lesquelles la temporalité originaire est donnée au *Dasein* comme être-pour-la-mort. Il importe de soulever la question gnoséologique par excellence de l'impossibilité totale pour la raison mortelle de l'homme d'appréhender « Dieu » comme un objet posé devant soi dans l'horizon de la Métaphysique de la subjectivité et de la représentation ((Descartes, Leibniz, Spinoza…) qui sera l'objet des déconstructions de plus en plus radicales qui partent de Kant en passant par Husserl, Heidegger, Derrida, Levinas[42], Henry, Marion. L'oubli de la différence

---

[42] Sur *la phénoménologie post-heideggérienne* et *le tournant théologique de la phénoménologie française*, je renvoie aux ouvrages suivants : Ruud

ontologique coïncide avec l'oubli de la mortalité et du néant qui travaille de l'intérieur l'être humain. Cet oubli est un destin de l'histoire épochale de l'Être qui se manifeste comme une narration de l'Éternité divine. Il s'agit donc à la fois d'un génitif objectif (l'oubli de l'être) et subjectif (L'Être lui-même est la cause de son occultation).

Dieu est au-delà de l'Être et du Néant, de la lumière et des ténèbres, du jour et de la nuit, parce qu'il est le *Principe ineffable* qui permet la transmutation de chaque terme vers son contraire sans être pris lui-même dans le processus de métamorphose qu'il initie en toute souveraineté et liberté. Je me réfère ici aux manifestations de Yahvé dans les livres de la traversée du désert dans le Pentateuque (Exode, Lévitique, Nombres 9, 15-23, Deutéronome) où Yahvé apparaît le jour sous forme de nuée et la nuit sous forme de feu. La première inférence consiste à soutenir l'opposition principielle entre la lumière de Dieu et la lumière du monde ainsi que les ténèbres de Dieu face aux ténèbres du monde. La lumière de Dieu est obscurité pour le monde et l'obscurité de Dieu est lumière pour le monde.

Cette *coincidentia oppositorum* apparaît avec éclat dans la théophanie paradoxale de Yahvé au prophète sous forme d'une « *voix de fin silence* » que le prophète Élie[43] le Tishbite

---

Welten, *Phénoménologie du Dieu invisible. Essais et Études sur Emmanuel Levinas, Michel Henry et Jean-Luc Marion,* L'Harmattan, Paris, 2001 (Traduit de l'anglais par Sylvain Camilleri) ; Dominique Janicaud, *Le Tournant théologique de la phénoménologie française,* Éditions de l'Éclat, Combas, 1991 & Grégori Jean, *Force et Temps. Essai sur le « vitalisme phénoménologique de Michel Henry »,* Hermann, Paris, 2015.

[43] Lire mon exégèse phénoménologique et théologique de ce récit palpitant dans mon ouvrage : B AWAZI MBAMBI KUNGUA, *Le Dieu Crucifié en Afrique. Esquisse d'une Christologie négro-africaine de la libération holistique,* L'Harmattan, Paris, 2008, 330 pages, pp. 264-287 & ID., *Élie Le Tishbite, Prophète du feu et du silence. Une réappropriation autobiographique*, L'Harmattan, Paris, 2021.

a entendue à l'entrée de la grotte du mont Horeb, lors de sa rencontre décisive avec Dieu dans le livre de I Rois 19, 1-21. Dieu lance un appel à la conscience qui impose un discernement des esprits entre la volonté de Dieu et les obstacles des idoles qui nous empêchent d'entendre cette voix. La voix de fin silence montre les limites dans l'expérience de Dieu pour le croyant vivant dans les limites spatio-temporelles de la labilité du monde qui passe. Les anges adorent Dieu sans paroles articulées et imitent le silence de Dieu lui-même. La place des anges dans la mystique juive autour du trône-char de Yahvé a beaucoup d'applications théologiques et pastorales dans les sociétés africaines contemporaines, où le monde des esprits, des sorcelleries et de l'invisible façonnent les représentations quotidiennes que les gens se font de leur vie sociale, spirituelle et politique.

Les phénoménologues post-heideggériens (Henry, Marion, Derrida, Levinas, Ricœur…) reprochent à la constitution onto-théologique de la Métaphysique occidentale son oubli de la différence radicale et abyssale entre Dieu et les créatures, entre la pensée infinie de Dieu et la pensée finie des mortels. L'auto-performativité divine pose immédiatement dans l'Être ce que dit sa Parole tandis que la théorie transcendantale de la subjectivité mortelle de l'homme n'a pas le pouvoir de poser les étants dans l'Être, mais uniquement d'objectiver, de modéliser et de numériser les lois physico-mathématiques qui résultent aussi de la création éternelle de Dieu. Les vérités mathématiques bien qu'elles soient éternelles, elles sont pourtant créées par Dieu.

Dans cette *constitution onto-théologique* de la Métaphysique occidentale le paroxysme est atteint dans la confrontation entre Hegel et Heidegger. Je m'inspire ici des travaux magistraux de Bernard Mabille[44] qui fut mon professeur de Métaphysique générale à l'Université de Paris-IV Sorbonne durant les années 1996/1997. Les gestes-limites hégélien et heideggerien par rapport à la Métaphysique comme philosophie première – par-delà le criticisme de Kant – sont diamétralement opposés face à l'énonciation philosophique du Principe Divin ineffable qui est au-delà du langage (*logique*), de l'Être (*ontologie*) et du Non-Être (*la mé-ontologie*). Les deux auteurs se positionnent par rapport à *l'hénologie de Plotin* qui définit l'Un comme Principe ineffable par-delà l'ontologie. Plotin qui est un philosophe juif donne une énonciation philosophique de l'auto-révélation de Dieu dans le Deutéronome : « ***ÉCOUTE***, *Israël ! Le* ***SEIGNEUR*** *notre Dieu est le Seigneur* ***UN.*** *Tu aimeras le Seigneur ton Dieu de tout ton cœur, tout ton être, de toute ta force.* » (**Deutéronome 6, 5**). Si Hegel adopte une position affirmative par rapport au principe absolu dans une logique spéculative qui a traversé le moment du scepticisme, Heidegger suspend carrément la « logique » en faveur d'une pensée de la méditation silencieuse (*Pensée de l'Ereignis*) face à l'abîme du Principe ineffable qui disqualifie toute « logique » et toute « ontologie ». Hegel soutient une posture *cataphatique* (qui pose une thèse métaphysique sur le Principe (la voie affirmative ou positive) et Heidegger adopte une posture *apophatique* (la voie négative ou abyssale) pour méditer sur l'angoisse de la mort qui suspend tout langage face à l'apparition du *Rien* ou du *Néant*. Hegel maintient la philosophie première qui s'accomplit comme *logique spéculative* ayant intégré le moment sceptique et Heidegger la déconstruit complètement au nom de la tonalité fondamentale de l'angoisse du *Dasein* devant la mort qui impose la suspension de la logicité de la logique, incapable

---

[44] Lire les travaux de Bernard Mabille, *Hegel. L'épreuve de la contingence*, Paris, Hermann, 2013, 384 p et *Hegel, Heidegger et la métaphysique. Recherches pour une constitution*, Paris, Vrin, 2004.

de dire le *néant pur* ou le *Rien* dans une proposition apophantique. Le néant qui est plus originaire que l'Être et la négativité échappe principiellement aux prises du langage et de la logique qui l'impulse de l'intérieur. Les deux gestes irréductibles (Hegel vs Heidegger) face au principe originaire divin attestent *la finitude et la mortalité de la gnose humaine* et la marge de liberté accordée à la condition humaine face à Dieu : le geste affirmatif qui pose la thèse du Principe (Hegel, avec *le pas en avant* de la logique spéculative) et le geste négatif qui abolit la thèse (Heidegger *avec le mouvement de recul* face à l'abîme du néant et de la mort) sont constitutifs de la dialectique entendue comme science de la liberté et de la contingence humaines. Il y a des réminiscences ici du *retrait de Dieu* dans la mystique juive, retrait qui rend possible un espace extérieur à Dieu (les ekstases du temps et de l'espace) que Dieu maintient dans l'Être par pure grâce. Je pense ici à la théorie surprenante du *Tsimtsum* dans la kabbale d'Isaac Louria[45] selon laquelle Dieu concentre son essence en un point pour rendre possible l'extériorité du monde qui est néant devant sa Toute-Puissance Absolue : « *La théorie de Louria n'a rien de cette simplicité inoffensive. Elle s'appuie sur la doctrine du Tsimtsum, l'une des conceptions les plus surprenantes et les plus extraordinaires jamais émises dans toute l'histoire du*

---

[45] Lire la présentation du « *Tsimtsum* » dans l'ouvrage de Hans Jonas, *Le Concept de Dieu après Auschwitz,* Rivages, Paris, 1994 et G. Scholem, *Les Grands courants de la Mystique juive*, Payot & Rivages, Paris, 1960. Lire mes réappropriations prophétiques de la mystique juive dans mes trois ouvrages : B AWAZI MBAMBI KUNGUA, *Le Dieu Crucifié en Afrique. Esquisse d'une Christologie négro-africaine de la libération holistique,* L'Harmattan, Paris, 2008, 330 pages, pp. 249-298 ; ID, *Déconstruction phénoménologique et théologique de la modernité occidentale : Michel Henry, Jean-Luc Marion et Hans Urs von Balthasar*, L'Harmattan, Paris, 2015, 316 pages, pp. 245-259 ; ID., *Le Tournant prophétique des théologies négro-africaines contemporaines. De l'Auto-Performativité de la Deutérose,* L'Harmattan, Paris, 2021, 384 pages, pp. 13-36 & pp. 61-117.

kabbalisme. Tsimtsum signifie originellement « concentration » ou « contraction », mais s'il est employé dans le langage kabbalistique, il est mieux traduit par « retraite » ou « solitude. » »[46] La *Kabbale* de Louria pose deux explosions dans l'essence de Dieu : vers l'extériorisation du monde et vers la concentration de Dieu en un point de sa *Shekinah.* C'est la raison pour laquelle la tâche du mystique juif consiste à unifier le Nom de Dieu et réparer l'harmonie originaire qui a été détruite par le péché originel de l'humanité, cette action de réparation et de guérison du monde est appelée « Tikkûn » dans la kabbale de Louria : « *Unifier le Nom de Dieu, comme l'indique le terme, n'est pas simplement accomplir un acte d'aveu et de reconnaissance de la Royauté de Dieu, c'est plus que cela ; c'est une action plutôt qu'un acte. Le Tikkun restaure l'unité du Nom de Dieu qui a été détruite par la faute originelle. Louria parle des lettres* ***YH*** *comme étant arrachées de* ***WH*** *dans le nom de* ***YHWH*** *; tout véritable acte religieux est dirigé vers le même but.* »[47]

Des théologiens comme Moltmann ont abondamment puisé dans la mystique juive pour repenser le mystère trinitaire de l'incarnation, de la kénose, de la croix et de la résurrection du Christ. Michel Henry est le penseur qui a mené jusqu'à l'extrême la déconstruction de toute la pensée occidentale en rejetant son monisme ontologique consistant à privilégier un seul type de phénoménalité : celle de l'extériorisation des ekstases temporelles de l'évanescence du monde comme lieu de déréalisation principielle, d'anéantissement et de mort de tout étant y apparaissant. Il revendique la sortie de la tradition philosophique occidentale pour un nouveau commencement de la phénoménologie basée sur l'auto-affection pathétique de la chair dans une

---

[46] G. Scholem, *Les Grands courants de la Mystique juive, op. cit.*, pp. 277-278.
[47] Id., *Ibid.*, pp. 292-293.

Affectivité transcendantale. À la lumière du monde qui projette tous les étants dans la mort et l'extériorité, Michel Henry oppose l'auto-affection immanente et non ekstatique de la Vie de Dieu qui s'engendre lui-même hors ekstase et hors monde, donc de toute éternité dans une phénoménalité de la nuit comme *le point zéro* de toute vie. Venir dans la vie pour tout vivant implique la passivité radicale face à la donation originaire de la Vie divine en qui nous avons la vie, le mouvement et l'être. Aucun vivant ne peut venir dans la vie en dehors du mouvement même par lequel Dieu s'engendre de toute Éternité en générant le premier vivant, son Fils en qui nous sommes des fils adoptifs, c'est-à-dire : fils dans le Fils Unique de Dieu. Notre posture phénoménologique originaire face à Dieu est celle de la passivité radicale des créatures immergées dans la vie par pure grâce dans le Fils Éternel de Dieu et dans la puissance du Saint-Esprit. Pour Michel Henry, le monde comme lieu déréalisation principielle, d'évanescence et de mort n'est qu'un néant face à la Toute-Puissance Divine qui le maintient dans l'être par pure grâce. Créé à l'image et à la ressemblance de Dieu, l'être humain se retrouve en coïncidant avec la Vie de Dieu qui coule dans le fond de notre âme : c'est l'union mystique chère à Maître Eckhart et à Michel Henry : « *Puisque Dieu est immanent, nous sommes unis à Lui. Pour Henry, rechercher Dieu signifie chercher quelque chose que nous avons déjà trouvé mais oublié depuis. Puisque* je vis toujours déjà, *je ne cherche pas à être Dieu mais à reconnaître Dieu comme la Vie de ma vie.* »[48] À la suite de Saint Augustin qui voyait Dieu plus intérieur à nous-mêmes plus que nous-mêmes (*intimor intimo meo*), Maître Eckhart reconnaît l'existence de *deux yeux dans l'âme* : *l'œil intérieur immanent à Dieu* et tourné uniquement

[48] Ruud Welten, *Phénoménologie du Dieu invisible. Essais et études sur Emmanuel Levinas, Michel Henry et Jean-Luc Marion*, L'Harmattan, Paris, 2011, p. 88. (Traduit de l'anglais par Sylvain Camilleri).

vers Dieu dans la vision du jour et *l'œil extérieur* qui regarde dans la vision de la nuit vers les créatures qui sont des images des archétypes célestes. Cette immanence entre la Déité et le fond de l'âme constitue la structure phénoménologique de l'union mystique (*unio mystica*) entre Dieu et l'âme. Le renoncement à la vanité des richesses matérielles et aux valeurs mondaines est la condition de possibilité de *l'union mystique de l'âme à la Déité*. Cela passe par une vie d'ascèse faite de pauvreté, d'humilité et d'amour du Dieu invisible. La phénoménologie de l'immanence de la Vie divine chez Michel Henry présuppose aussi partiellement la mystique juive du *Tsimtsum* et la mystique unitive de Dieu et de l'âme humaine chez Maître Eckhart. Il y a une autre question phénoménologique consistant à penser l'auto-phénoménalisation de Dieu comme Mystère absolu et ineffable pour la raison mortelle de l'homme. Si la raison humaine peut tout comprendre de Dieu, alors pourquoi s'est-il révélé dans l'histoire d'Israël et du monde en prenant le temps nécessaire pour se manifester à l'humanité ? Michel Henry oppose catégoriquement l'évanescence des ekstases temporelles du monde à l'auto-phénoménalisation non ekstatique et immédiate de Dieu comme Vie Éternelle et Unique source de la Vie. L'homme créé par Dieu ne peut pas s'auto-promouvoir de lui-même et par lui-même dans la vie. D'où le nihilisme, le consumérisme et la peur de la mort dans toutes les civilisations technoscientifiques, athées et sécularisées basées sur la production, la consommation, l'hédonisme et l'accumulation des biens matériels en refusant catégoriquement la révélation chrétienne dans leur organisation politique et sociale. La gestion chaotique, catastrophique et hasardeuse de la pandémie du Covid-19 par les autorités hégémoniques de la mondialisation néolibérale dévoile au grand jour l'angoisse devant la mort qui habite les profondeurs de l'âme humaine en dépit des richesses ostentatoires sur lesquelles nous nous agrippons pour oublier notre mort inéluctable.

Le criticisme de Kant, la phénoménologie transcendantale de Husserl, le Néokantisme de l'École de Marbourg (Herman Cohen et Cassirer), l'ontologie fondamentale de Heidegger, l'éthique du visage et de l'Infini de Dieu chez Levinas, La phénoménologie herméneutique de Paul Ricœur, la Grammatologie et la déconstruction chez Derrida, La Phénoménologie radicale de la Vie chez Michel Henry, la Phénoménologie radicale de la donation chez Jean-Luc Marion, l'Âge herméneutique de la raison chez Greisch, le tournant herméneutique de la théologie chez Geffré, la sociologie symbolique, réflexive et critique de Pierre Bourdieu, la théorie critique de Francfort (Marcuse, Habermas, Horkheimer, Honneth) constituent les principaux courants de pensée qui inspirent et irriguent la construction patiente de mon œuvre pluridisciplinaire aux interstices de la philosophie, de la théologie et des sciences sociales et politiques.

Dans cette compréhension philosophique et paradigmatique de l'idéologie hégémonique de la Modernité occidentale, je soutiens fermement que les sociétés africaines ne sont pas du tout entrées dans la *« révolution philosophique de la Modernité »*[49] en dépit de la consommation superficielle de

---

[49] Depuis les Grecs jusqu'à Husserl et Heidegger qui circonscrivent exclusivement la « philosophie » à la civilisation occidentale selon l'axe évolutif et immanent *helléno-germanique*, l'Afrique a toujours été ravalée dans l'animalité, c'est-à-dire en dehors de l'histoire de la raison, de civilisation et de l'écriture. Évidemment, lors de l'irruption des explorateurs et esclavagistes européens sur les côtes africaines au XVIe siècle, les langues africaines étaient uniquement parlées et ce sont eux qui ont mis en écrit nos langues en utilisant l'alphabet latin ou arabe selon les régions de l'Afrique. Seule l'Éthiopie avait son alphabet propre (Le Guèze et l'Amharique). Même les manuscrits de Tombouctou étaient rédigés en arabe. Sur les conséquences catastrophiques de cette absence d'écriture propre aux sociétés africaines, je renvoie à deux ouvrages

ses productions matérielles et symboliques. La raison principale est la profondeur des schèmes culturels, herméneutiques et symboliques des religions traditionnelles africaines qui président aux transactions sociales, politiques et religieuses de la vie quotidienne. Plus les productions matérielles et idéologiques de la Modernité occidentale déferlent dans les sociétés africaines, et plus ces dernières sont travaillées de l'intérieur par un puissant processus de retraditionalisation autour des phénomènes de sorcelleries et du monde des esprits. Cette distorsion cognitive entre les schèmes étiologiques et ancestraux des religions traditionnelles africaines et les gadgets de la technoscience occidentale aggrave les problèmes et crises attenants au monde occulte des sorcelleries, des empoisonnements, des envoûtements et des esprits. Il importe de mettre en évidence les cosmogonies et l'anthropologie des religions traditionnelles africaines. D'une part, les cosmogonies appréhendent le monde en *trois strates distinctes : le monde visible des vivants*, *le monde entre-les-deux* des esprits bons et mauvais et *le monde invisible de Dieu*, des saints, des anges et des bienheureux qui contemplent Dieu pour l'éternité. Ces trois mondes communiquent et interagissent constamment à travers des pratiques liturgiques, magico-religieuses et spirituelles de *connexion à l'invisible*. D'autre part, l'anthropologie négro-africaine comprend le composé

---

gigantesques qui dressent un bilan exhaustif sur fond d'une érudition époustouflante : Elisabeth de Fontenay, *Le Silence des bêtes. La Philosophie à l'épreuve de l'animalité* Fayard, Paris, 1998, *784 pages*) ; Chris Harman, *Une histoire populaire de l'humanité. De l'âge de pierre au nouveau millénaire,* La Découverte, Paris, 2011, Traduit de l'anglais par Jean-Marie Guerlin, 733 pages & Benoît AWAZI MBAMBI KUNGUA (Dir.), *Philosophies africaines, Études postcoloniales et Mondialisation néolibérale. Variations africaines et diasporiques, Afroscopie VIII/2018* (Revue savante et pluridisciplinaire sur l'Afrique et les communautés noires), publiée par Le Cerclecad-Harmattan, Ottawa-Paris, 2018, 716 pages.

humain dans une *configuration triadique* constituée du *corps,* du *souffle* et de *l'ombre (ou le double vital).* Le corps désigne la partie matérielle perceptible par les sens, le souffle est la marque de la force vitale insufflée par Dieu et l'ombre (ou le double vital) est la partie invisible du composé humain qui échappe à la pesanteur et à la perception sensorielle et intervient dans les pratiques magiques des sorciers. Je m'inspire ici des travaux du père Meinrad Hebga qui a consacré son ministère théologique aux prières de guérison et d'exorcisme en Afrique et dans les diasporas en Europe et en Amérique du Nord. La paresse intellectuelle, l'ignorance servile et la dépendance idéologique et néocoloniale envers les Africanistes occidentaux expliquent le mutisme des autorités théologiques et religieuses africaines face à ces questions omniprésentes et incandescentes du monde occulte des sorcelleries et entre-les-deux des esprits qui saturent tout l'espace public et social partout en Afrique et dans les diasporas amnésiques en Europe, aux Antilles et dans les Amériques. Je salue et m'inspire beaucoup des travaux et du ministère de guérison du père Meinard Hebga[50] et Mgr Emmanuel Milingo. Comment expliquer ce silence de mort des autorités ecclésiastiques et théologiques africaines face aux questions massives relatives aux sorcelleries et au monde des esprits aujourd'hui en Afrique ? S'agit-il de l'ignorance, de la compétence ou de la peur ou des trois causes à la fois ? Face au nihilisme, au matérialisme, à l'athéisme et à l'apathie des idéologies de la sécularisation charriées par la mondialisation néolibérale et transhumaniste, les sociétés

---

[50] Je présente ces théologiens de la libération dans mes ouvrages : B AWAZI MBAMBI KUNGUA, *Panorama de la Théologie Négro-Africaine Contemporaine,* L'Harmattan, Paris, 2003[1], 210 pages, 2021[2] (Deuxième Édition revue, corrigée et augmentée), 440 pages, pp. 140-148 ; ID., *Panorama des Théologies négro-africaines anglophones*, L'Harmattan, Paris, 2008, 283 pages & ID., *Le Dieu Crucifié en Afrique. Esquisse d'une Christologie négro-africaine de la libération holistique,* L'Harmattan, Paris, 2008, 330 pages, pp. 175-287.

africaines recourent aux schèmes réflexifs, cognitifs et réflexifs des religions traditionnelles pour promouvoir des pratiques thérapeutiques et prophétiques en phase avec l'Évangile. Je ne peux qu'appuyer des auteurs qui plaident pour une mondialisation interreligieuse et interculturelle qui ancre les pratiques politiques sur des matrices mystiques, religieuses et thérapeutiques des cultures traditionnelles et holistiques des peuples autochtones du Sud. L'ouvrage de Constantin von Barloewen constitue une somme érudite sur la question d'une mondialisation anthropologique, symbolique, holistique[51] et thérapeutique.

[51] Constantin von Barloewen, *Anthropologie de la Mondialisation*, Éditions des Syrtes, Paris, 2003. (Traduit de l'allemand par Olivier Mannoni).

Chap III.
Les aspects exégétiques et bibliques : La déconstruction théologique et prophétique de la méthode historico-critique

L'un des lieux de manifestation explosive de la crise moderniste à la charnière entre le XIXe et le XXe siècle est celui de l'irruption de la *méthode historico-critique* qui se déroule en deux temps : *une critique textuelle* des manuscrits de plusieurs variantes et *une critique historico-critique* des textes canoniques. Il importe de reconnaître le travail colossal et œcuménique que les exégètes et biblistes ont accompli pour asseoir les textes canoniques sur des bases historiques et critiques tout au long du XXe siècle. Selon la méthode historico-critique, tous les récits de la Bible qui sont impossibles et contradictoires pour la raison finie de l'homme sont à classer automatiquement dans les genres littéraires imaginaires tels que les fables, les mythes et les contes. Le cas le plus courant est le récit du prophète Jonas avalé par une baleine puis vomi sur la terre ferme à Ninive. Nos professeurs de l'Exégèse historico-critique française éclataient de rire dans les amphithéâtres de l'Institut catholique de Paris et de l'Université de Strasbourg devant la « *fable du prophète Jonas* » dont le nom hébreu signifie « colombe », ce qui ne faisait qu'accroître l'hilarité et l'ironie pseudo-savante. Très peu de théologiens en Occident remettent en cause les prétentions scientifiques[52] de l'exégèse historico-critique sans rappeler que le savoir théologique du théologien est subalterné à la science de Dieu

[52] Eta Linnemann, *Biblical Criticism on trial. How scientific is ''Scientific Theology'' ?,* Grand Rapids, Kregel Publications, 2001 (Translated from German : Bibelkritik auf dem Prüfstand : Wie Wissenschaftlich ist die ''Wissenschaftliche Theologie'' ?, VTR, Nürnberg, 1990.

et des anges qui le louent de toute éternité par des « voix de fin silence. La méthode historico-critique est une imposture gnostique qui prétend imposer à Dieu des conditions transcendantales à son auto-révélation libre et souveraine. Elle oublie que le savoir du théologien est une participation par grâce au savoir que Dieu a de lui-même. C'est la doctrine scolastique de la *subalternatio* de la théologie révélée (*doctrina sacra*) à la contemplation de Dieu par les bienheureux dans la liturgie céleste chez Saint Thomas. Le théologien est littéralement un imitateur (*imitatio Dei*) de contemplation de Dieu, des anges et des bienheureux qui participent à la liturgie eschatologique au Ciel.

Mais le comble de l'ironie qui se transforme en stupidité est lorsqu'on raconte à la télévision des cas des nageurs avalés par des baleines puis recrachés dans la mer au mois de juin 2021 à Miami et à Montréal. Entre nos exégètes historico-critiques et prétendument savants et les cas avérés des humains avalés et vomis par des baleines qui est le plus stupide ? Comme dit l'adage : « *l'on est toujours le stupide ou l'idiot d'un autre* ». Je vais continuer à me battre contre cette colonisation intellectuelle et théologique consistant à imposer subrepticement par la violence symbolique des problématiques rationalistes, athées et minimalistes qui veulent imposer des limites à Dieu qui s'auto-révèle comme le Dieu Tout Puissant entouré par ses cohortes d'anges et d'archanges à son service. Si même dans le domaine théologique de la foi au Dieu Vivant et Vrai, les Africains acceptent d'être traités comme des « esclaves », des « animaux » et des « ignorants » par les rationalistes athées qui règnent aujourd'hui dans des Églises vides, vendues et devenues des marchés ou des gymnases, alors cela ne vaut plus la peine de continuer à faire de la théologie en Afrique. Heureusement que nos peuples sont vigilants toutes les fois qu'on veut leur imposer le « veau d'or » fabriqué par les prêtres de la religion baalique du rationalisme athée et historico-critique qui sous-tend l'idéologie et l'idolâtrie de la mondialisation marchande.

Le travail de critique textuelle et historico-critique des manuscrits et textes canoniques de l'Ancien et du Nouveau Testament a été archivé dans la traduction œcuménique de la Bible (TOB), des revues spécialisées et les différentes versions des dictionnaires encyclopédiques et Suppléments de la Bible. Je renvoie à quelques maîtres choisis de l'Exégèse vétérotestamentaire francophone au XXe siècle (Henri Cazelles, Pierre Buis, Jacques Briend, R de Vaux…) pour historiciser et contextualiser les conflits théologiques, doctrinaux et méthodologiques entre Rome d'une part et les théologiens, biblistes et exégètes d'autre part. Les noms célèbres sont ceux d'Alfred Loisy à Paris qui a déconstruit certaines interprétations magistérielles de la Bible et qui a été *ipso facto* excommunié et chassé comme professeur de l'Institut catholique de Paris. La tension inassouvie entre *la théologie sacerdotale* et la *théologie prophétique/deutéronomiste* qui traverse tout l'Ancien Testament d'un bout à l'autre occupe une place centrale dans ma praxis théologique[53]. Au-delà de l'acribie des querelles idéologiques entre les exégètes, ils sont au moins d'accord sur la période exilique et postexilique comme moments des rédactions finales de la Torah et des prophètes. La concurrence entre la théologie *sacerdotale-Yahviste* et la théologie *deutéronomiste-élohiste* est un point de ralliement entre les spécialistes. *La théologie sacerdotale* se concentre sur la médiation des prêtres aaronides pour purifier le peuple de son péché de peur qu'il ne meure en s'approchant trop près du Dieu Saint. C'est *un système de la souillure* autour du *binôme pureté/impureté*. Étant donné que la souillure provient des secrétions naturelles de l'homme et de la

[53] Benoît Élie AWAZI MBAMBI KUNGUA, *Le Tournant prophétique des théologies négro-africaines contemporaines. De l'Auto-Performativité de la Deutérose,* L'Harmattan, Paris, 2021, 384 pages.

femme, elle est donc permanente et requiert la constitution d'une classe des prêtres aaronides élus par Yahvé et théologiquement habilités à produire « la pureté » pour les autres membres du peuple. Cette théologie dénote *une conception magique* de l'imbrication des actes humains aux forces cosmiques. Il s'agit d'un système cultuel sous-tendu par une idéologie conservatrice autour du temple de Jérusalem et de la monarchie davidique. Elle provient du royaume de Juda. *La théologie deutéronomiste* préconise l'application du droit et de la justice dans la vie sociale avec une option préférentielle pour les couches pauvres : *veuves, orphelins, lévites et émigrés.* Il s'agit *d'un système de la dette* scandé par le *binôme don/dette* et fondé sur *une vision mythologique* qui considère Yahvé/Le Ciel comme l'unique source des biens indispensables pour la survie quotidienne : la pluie, la terre, le soleil, la libération de l'esclavage, la fécondité des hommes, des femmes et du bétail… Il s'agit d'un système régi par une idéologie prophétique, iconoclaste, égalitaire et anti-monarchique en provenance du Royaume du Nord.

La catastrophe nationale et traumatique de la destruction du temple et de la ville de Jérusalem en août 587 av J.C par les troupes de Nabuchodonosor, l'assassinat et la déportation des élites monarchiques, bourgeoises et religieuses est le lieu originaire du déploiement de la théologie prophétique et deutéronomiste. Témoin oculaire de la catastrophe, le prophète Ézéchiel (Ez 9-11) raconte en des termes spectaculaires et dramatiques la sortie de la Gloire de Dieu du temple et de la ville de Jérusalem en train d'être envahie par les troupes de Nabuchodonosor. Fils du prêtre Bouzi et prêtre lui-même, Ezéchiel est devenu un prophète de l'exil à Babylone après une vision sidérante de la Gloire de Dieu et de son char entouré par des chérubins et allant simultanément dans les quatre directions.

Transportée dans le char de Dieu par des chérubins, la Gloire s'éloigne du peuple, du temple et de la ville de Jérusalem à cause des pratiques idolâtriques qui s'y déroulent le jour et la nuit. À travers cette mise en scène dramatique et spectaculaire, Yahvé s'éloigne de son palais et chasse son peuple en exil à Babylone sous l'autorité de Nabuchodonosor. Les rabbins établissent un lien entre la destruction du premier temple en août 587 av J.C par les Chaldéens et la destruction du second temple en août 70 ap. J.C par les Romains. Les mystiques juifs comprennent *la prophétie* comme une narration des catastrophes (éloignements, exodes, exils de la *Shekinah*) et des libérations (proximités, inhabitations, restaurations de la *Shekinah*) qui jalonnent l'histoire du peuple avec Yahvé. L'eschatologie de Moltmann[54] est constamment irriguée par cette vision catastrophique de la prophétie biblique dont Ézéchiel constitue une figure emblématique.

Eugen Drewermann a des mots denses et justes pour exprimer la catastrophe de l'exil qui clôture les 4 siècles de la monarchie en Israël : « *Tous les essais de la théologie féministe pour retrouver les traits féminins ou maternels de l'image de Dieu dans l'Ancien Testament ne peuvent atténuer ce contraste : le Yahvé d'Israël est* ***la vivante contradiction de toute déification de la nature ;*** *il est en lui-même la radicale négation monothéiste de la polarité des sexes divinisée dans les mythes.* ***Par sa colère, sa volonté de s'imposer, sa jalousie aussi bien que par son armée d'anges, il accuse des traits parfaitement masculins, d'une extrême virilité, et même, dans certains cas, brutaux et fanatiques****. Tel était apparemment l'inévitable prix à payer pour faire découvrir pour la première fois dans l'histoire humaine la présence d'une personnalité et d'une liberté*

---

[54] Jürgen Moltmann, *La venue de Dieu. Eschatologie chrétienne*, Cerf, Paris, 2000 (Traduit de l'allemand par Joseph Hoffmann).

absolues au cœur de l'existence des hommes. »[55] Aujourd'hui, les Exégètes[56] de l'Ancien Testament donnent un poids théologique décisif aux *ultimes couches rédactionnelles* qui ont eu lieu durant et après l'Exil comme phase ultime de la constitution du canon de la *Torah* et de *l'historiographie deutéronomiste*. Ils relèvent à l'unanimité l'épreuve traumatique de l'Exil, où *Yahvé montre une figure redoutable de feu et de guerre à son peuple*.

Il convient de mentionner le renouvellement des études bibliques aussi bien chez les chrétiens que les juifs avec la publication des manuscrits de *Qumrân*[57], de la mer morte et du désert de Juda. L'étude des liturgies sabbatiques permet de voir l'omniprésence *des anges* dans la communauté *essénienne en contemplation de la liturgie céleste où les anges adorent Dieu sans paroles articulées, en imitant le silence même de Dieu.* Jean-Baptiste qui a baptisé Jésus de Nazareth faisait partie de la communauté de Qumrân et vivait dans le désert de Juda au bord du Jourdain, ce qui correspond à la localisation géographique de la communauté essénienne. Dans les ordres que Yahvé donne au prophète Élie à l'Horeb, il y a la mention du *désert de Damas*[58] expression unique

---

[55] Eugen Drewermann, *Fonctionnaires de Dieu,* Albin, Michel, Paris, 1993, pp. 431-432 (Traduit de l'allemand par Francis Piquerez et Eugène Wéber et révisé par Jean-Pierre Bagot).

[56] Albert de Pury, *Le Pentateuque en question. Les origines et la composition des cinq premiers livres de la Bible à la lumière des recherches récentes*, Labor & Fides, Genève, 1989.

[57] Valérie Triplet-Hitoto, *Mystères et connaissances cachées à Qumrân. Deutéronome 29, 28 à la lumière des manuscrits de la mer morte*, Les Éditions du Cerf, Paris, 2011 (Édité par Michaël Langlois, Préface de Francis Schmidt) & Dupont-Sommer, *Les écrits esséniens découverts près de la mer Morte*, Payot, 1959.

[58] « *Si la lecture* ***désert de Damas*** *est à retenir, on ne sait pas de quoi il s'agit : peut-être d'une région de la Transjordanie sur une des routes qui mènent à Damas. La secte de Qumrân reprendra cette expression pour désigner son* ***refuge secret****. On ne l'a donc pas compris comme un champ de mission.* », Pierre Buis, *Le livre des Rois, op. cité,* p.153.

dans la Bible et qui désigne le lieu de « refuge » de la secte mystique de Qumrân après la persécution qu'elle a subie de la part du sacerdoce contesté du temple de Jérusalem : « *Le Seigneur lui dit : « Va, reprends ton chemin en direction du* ***désert de Damas****. Quand tu seras arrivé, tu oindras Hazaël comme roi sur Aram. Et tu oindras Jéhu, fils de Nimshi, comme roi sur Israël ; et tu oindras Élisée, fils de Shafath, d'Avel-Mehola, comme prophète à ta place. Tout homme qui échappera à l'épée de Hazaël, Jéhu le tuera, et tout homme qui échappera à l'épée de Jéhu, Élisée le tuera, mais je laisserai en Israël un reste de sept mille hommes, tous ceux dont les genoux n'ont pas plié devant le Baal et dont la bouche ne lui a pas donné de baisers.* » (**I Rois 19, 15-18**).

Les mystiques de Qumrân étaient habitués aux apparitions des anges dans la vie quotidienne de la communauté et qui jouaient un rôle de premier plan durant les guerres de la communauté contre le sacerdoce impie du temple de Jérusalem. Quelques décennies avant le concile Vatican II, des théologiens tels que Marie-Dominique Chenu, De Lubac, Balthasar, Congar, Schillebeeckx, Rahner, Küng, Daniélou… ont été frappés par les autorités romaines. Et pourtant c'est cette effervescence biblique, exégétique et théologique sur fond des méthodes de la science historico-critique qui a rendu intellectuellement et théologiquement possible le Concile Vatican II avec une polarisation entre la théologie néoscolastique et néo-thomiste des dominicains d'une part et la théologie du renouveau patristique et biblique des Jésuites focalisée sur le quadruple sens des Écritures (sens littéral, sens allégorique, sens éthique et sens mystagogique, ésotérique ou mystique). Des théologiens tels que Barth et Balthasar ainsi que des phénoménologues contemporains comme Henry et Marion vont avoir des positions sévères et fermes par rapport aux prétentions prométhéennes de la méthode historico-critique qui veut imposer des conditions rationalistes et anthropologiques à la

Révélation souveraine et libre de Dieu. Balthasar et Michel Henry vont avoir les positions les plus incendiaires face aux prétentions idolâtriques de cette méthode historico-critique qui réduit et dilue le « donné révélé » à l'étroitesse des capacités gnoséologiques et perceptives de la raison finie et mortelle de l'homme.

Il s'agit pour moi d'un « lieu théologique incandescent et décisif » pour ma propre pratique théologique et prophétique en Afrique contemporaine parce que non seulement les sociétés africaines ne sont pas du tout entrées dans cette matrice rationaliste de la Modernité athée et sécularisée, mais aussi, depuis la mort des pionniers de la théologie africaine au tournant de l'année 2000, je constate un mouvement d'atrophie intellectuelle, de latence et de démission dans le champ théologique africain contemporain. Les raisons sont connues : la démission des épiscopats africains plus soucieux des activités marchandes et clientélistes de la « survie quotidienne » dans des sociétés sans États de la postcolonie, la clochardisation des théologiens africains dont la plupart évolue dans des conditions de pauvreté et de misère matérielle réfractaires à tout travail théologique d'envergure comme il se vit en Occident depuis des siècles, la paresse intellectuelle, l'ignorance et les affrontements ethno-tribaux, alimentaires, mangeocratiques et politiques dans la caste sacerdotale dépourvue de toute ambition théologique à l'image des épiscopats africains actuels. Pour plus de détails, je renvoie à ma longue préface à la seconde édition revue et augmentée de mon *Panorama de la Théologie négro-africaine contemporaine*[59].

[59] B AWAZI MBAMBI KUNGUA, *Panorama de la Théologie Négro-Africaine Contemporaine,* L'Harmattan, Paris, 2003[1], 210 pages, 2021[2] (Deuxième Édition revue, corrigée et augmentée), 440 pages, pp. 21-76.

Chap. IV.
Les aspects sociologiques de la Modernité occidentale

La Sociologie scientifique est née pour comprendre et expliquer les transformations sociales produites par l'hyperspécialisation professionnelle et la rationalisation des activités humaines dans les sociétés industrialisées de la Modernité occidentale (**Durkheim** (régularités nomologiques pour comprendre les faits sociaux (le taux de suicide)), **Weber** (L'impératif de rationalisation dans l'explication et la compréhension du sens sociologique à cheval entre l'idéal-type rationnel et l'opacité du réel). Il convient de mettre en évidence que Weber définit la sociologie comme une entreprise d'explication, de compréhension et d'interprétation de « *l'universalité de la spécificité occidentale* » qu'est l'émergence du capitalisme en Europe et sa transplantation ''réussie'' en Amérique du Nord. La sociologie est à son origine eurocentrique. C'est aux Africains de construire des sociologies arrimées à leurs traditions culturelles, politiques et religieuses. C'est ainsi que Durkheim va extraire les régularités nomologiques (*taux*) du suicide dans des sociétés industrialisées et individualistes à *solidarité organique* en contraposition avec les sociétés agraires et médiévales à *solidarité mécanique.* Vue d'Afrique, la question sera celle de voir la prévalence ou la prégnance du capitalisme occidental et de l'industrialisation dans l'organisation politique et économique des sociétés africaines contemporaines. Quel est le niveau de pénétration du capitalisme occidental et de l'industrialisation en Afrique et comment les schèmes traditionnels et religieux sont-ils affectés ou pas par l'irruption de la Modernité occidentale depuis le XVIe siècle ? Dès sa naissance au XIXe siècle, la sociologie apparaît comme un corollaire épistémique de la

Modernité occidentale produisant ses propres canons pour s'émanciper de la philosophie, de la psychologie et des sciences de la nature. Il est donc question de produire des « normes sociologiques » irréductibles aux « lois » qui régulent les sciences physico-mathématiques de la nature.

Je m'appuie aussi sur l'articulation de l'ethnologie, de la sociologie et de la philosophie chez Pierre Bourdieu. Il assène aussi une critique sévère à l'hégémonie de la philosophie en Occident dans ses prétentions à s'ériger en science transcendantale et normative capable de poser des *catégories a priori* surplombant l'empiricité et les luttes du monde social.

Bourdieu parle à cet effet de « *l'illusion scolastique* » qui fait accroire aux philosophes qu'ils produisent leurs connaissances en lévitation par rapport aux conditionnements sociaux, économiques et politiques de toute activité cognitive de la raison mortelle de l'individu. Il historicise, contextualise et socialise les processus gnoséologiques du scientifique (philosophe ou sociologue) dans la stratification des savoirs, des pouvoirs et des classes sociales au sein de l'État libéral moderne. Les conditions de possibilité transcendantales de la connaissance philosophique chez Kant ou chez Husserl deviennent chez Bourdieu des *conditions de possibilité sociales, historiques et politiques de la connaissance*. La disposition du temps libre exempté des contraintes matérielles et économiques de la vie quotidienne (*la skholè*) n'est possible que pour les classes supérieures effectivement libérées de l'urgence matérielle des besoins physiologiques. Les goûts et les pratiques vestimentaires sont enchâssés dans les classes sociales et culturelles de la socialisation primaire de chaque acteur social.

À la suite de Weber, Bourdieu se réapproprie la sociologie religieuse en distinguant trois autorités distinctes qui se disputent le monopole de la violence symbolique totale : *le prêtre*, *le prophète* et *le sorcier*. Il importe de souligner que le prophète est un transfuge de la classe sacerdotale qui incarne et reproduit la routine de l'institution religieuse. Il en devient un transfuge et un dissident de la classe cultuelle en dé-routinisant la vie religieuse au nom d'une expérience de vision immédiate et ekstatique de la Gloire de Dieu dans le temple de Jérusalem. L'exemple le plus spectaculaire est celui du prêtre Ézéchiel, fils du prêtre Bouzi qui devint prophète après une vision ekstatique du trône-char de Yahvé escorté par des chérubins ailés ayant 4 roues à leurs pieds. Cette vision fulgurante et sidérante de la Gloire de Yahvé fera de ce prêtre l'un des plus Grands prophètes qui accompagnera les israélites en exil à Babylone avant d'annoncer la restauration tout aussi impressionnante de la ville de Jérusalem et du temple de Yahvé à Jérusalem (Ézéchiel 40-48), où reviendra habiter la Gloire de Dieu en suivant le mouvement inverse de sa sortie : le mont des Oliviers, la porte orientale du temple, le seuil de la maison, le saint des saints. La terre sainte sera répartie équitablement en 12 portions selon les 12 tribus d'Israël et une source jaillira du côté droit du sanctuaire, près de l'autel et deviendra un torrent puissant et poissonneux qui ira irriguer la vallée du Jourdain jusqu'à ré-vivifier, assainir et guérir les eaux stagnantes de la mer morte. Au bord du fleuve poussera des arbres qui produiront chaque mois des fruits qui serviront de nourriture pour les hommes et les feuilles serviront de remèdes pour guérir toutes sortes des maladies, car l'eau du torrent jaillit du sanctuaire de Jérusalem. *La triade prêtre, prophète et sorcier* est d'une grande fécondité épistémologique pour comprendre de l'intérieur les kléptocraties africaines postcoloniales. Je l'ai appliquée dans mes deux ouvrages pour brosser une sociologie politique de la *nébuleuse maffieuse françafricaine*[60] ainsi l'opérationnali-

---

[60] B AWAZI MBAMBI KUNGUA, *Emmanuel MACRON, Achille MBEMBE et LA FRANÇAFRIQUE. Une déconstruction théologico-politique,* L'Harmattan, Paris, 2021, 110 pages.

sation d'une *sociologie réticulaire*[61] *des sociétés sans États de la postcolonie africaine.*

Bourdieu va appliquer avec vigueur la réflexivité critique de la sociologie à la philosophie de Martin Heidegger et corroborer par des arguments probants l'existence des germes de l'idéologie raciale, naturiste, totalitaire et paysanne nazie au cœur même des concepts clés de l'analytique existentiale de la phénoménologie herméneutique du Dasein. Je renvoie à l'ouvrage de Bourdieu, *L'ontologie politique de M. Heidegger,* Ed. de Minuit, Paris, 1988 et à mes ouvrages : ID., *Pierre Bourdieu, le Savant et le Prophète. Les métamorphoses de la Sociologie critique et réflexive,* l'Harmattan, Paris, 2021 & ID., *INTRODUCTION A LA MÉTHODOLOGIE SOCIOLOGIQUE. Individualisme, Holisme, Capital, Champ, Réseau,* L'Harmattan, Paris, 2021.

---

[61] ID., *INTRODUCTION A LA MÉTHODOLOGIE SOCIOLOGIQUE. Individualisme, Holisme, Capital, Champ, Réseau,* L'Harmattan, Paris, 2021.

Chap. V
Les aspects anthropologiques, thérapeutiques et psychanalytiques de la Modernité occidentale

Les aspects *anthropologiques*, *thérapeutiques*[62] et *psychanalytiques* de la Modernité occidentale m'intéressent

---

[62] Pour une *anthropologie de la maladie et de la guérison* arrimée aux *schèmes holistiques ancestraux en Afrique contemporaine*, lire les ouvrages suivants : Benoît Élie Awazi Mbambi Kungua, *LE COVID-19 : UN GÉNOCIDE HUMANITAIRE ? Une Déconstruction pluridisciplinaire,* L'Harmattan, Paris, 2021 ; Julie Laplante, *Pouvoir guérir. Médecines autochtones et humanitaires*, Les Presses de l'Université Laval, 2004, 320 pages & Julie Laplante, *Healing Roots. Anthropology in Life and Medecine*, Berghahn, New York & Oxford, 2015, 289 pages. Et mes recensions substantielles publiées dans notre revue : Benoît AWAZI MBAMBI KUNGUA (Dir.), *Philosophies africaines, Études postcoloniales et Mondialisation néolibérale. Variations africaines et diasporiques, Afroscopie VIII/2018* (Revue savante et pluridisciplinaire sur l'Afrique et les communautés noires), publiée par Le Cerclecad-Harmattan, Ottawa-Paris, 2018, 716 pages, pp. 617-633 ainsi que la recension de mon ouvrage (Benoît AWAZI MBAMBI KUNGUA, *Déconstruction phénoménologique et théologique de la modernité occidentale : Michel Henry, Jean-Luc Marion et Hans Urs von Balthasar*, L'Harmattan, Paris, 2015, 316 pages) par Julie Laplante dans notre revue : Benoît AWAZI MBAMBI KUNGUA (Dir.), *L'inexistence de ~~l'État~~ en Afrique contemporaine et l'opérationnalisation des alternatives politiques émancipatrices, Afroscopie IX/2019* (Revue savante et pluridisciplinaire sur l'Afrique et les communautés noires), publiée par Le Cerclecad-Harmattan, Ottawa-Paris, 2020. Dans la même perspective de réactivation des médecines holistiques et métaphysiques des peuples autochtones d'Amazonie et de Madagascar, lire les ouvrages de : Aparecida Gourevitch, *Au-delà de la Biomédecine. Mythes, Maladie et Guérison chez les Indiens Baré en Amazonie*, L'Harmattan, Paris, 2018, 321 pages (Préface de Marion Aubrée), recensé par Benoît AWAZI MBAMBI KUNGUA in : Benoît AWAZI MBAMBI KUNGUA (Dir.), *REPENSER, GUÉRIR ET TRANSMUTER L'IMAGINAIRE AFRICAIN. La reconstruction des sociétés africaines par l'intelligence pluridisciplinaire et le travail systématique de ses élites et de ses populations. Hommage au Professeur Godefroid KÄ MANA KANGUDIE, Afroscopie*

principalement à cause de ma pratique théologique et prophétique qui débouche sur les conséquences thérapeutiques de l'annonce de l'Évangile de Jésus-Christ dans les sociétés africaines contemporaines – aussi bien celles du continent que celles des diasporas subalternes et amnésiques en Occident aux prises avec les pathologies et crises liées au monde occulte des sorcelleries, des envoûtements, des empoisonnements et des possessions par les mauvais esprits. Il s'agit de vivre le message de Jésus-Christ en laissant au Saint-Esprit guérir les malades et exorciser les mauvais esprits de l'Antéchrist qui sème les guerres et les pandémies virales pour accélérer le contrôle biopolitique[63] des populations du monde à travers les campagnes de vaccination obligatoire en imposant des certificats de vaccination aux flux migratoires dans le monde. Il n'y a aucune raison théologique qui interdit au Saint-Esprit d'opérer des guérisons divines et d'exorciser les mauvais esprits aujourd'hui dans les Églises africaines et d'autres parties du

---

XI/2021 (Revue savante et pluridisciplinaire sur l'Afrique et les communautés noires), publiée par Le Cerclecad-Harmattan, Ottawa-Paris, 2021 et Denise Favre-Chatagny, *Le Captage à Madagascar. Guérir par le verbe*, L'Harmattan, Paris, 2016, 251 pages, recensé par Benoît AWAZI MBAMBI KUNGUA, in : Benoît AWAZI MBAMBI KUNGUA (Dir.), *Philosophies africaines, Études postcoloniales et Mondialisation néolibérale. Variations africaines et diasporiques, Afroscopie VIII/2018* (Revue savante et pluridisciplinaire sur l'Afrique et les communautés noires), publiée par Le Cerclecad-Harmattan, Ottawa-Paris, 2018, 716 pages, pp. 681-682.

[63] Benoît AWAZI MBAMBI KUNGUA (Dir.), *Télévision, Technoscience et transhumanisme. Critiques théologiques et philosophiques des manipulations biotechnologiques et biopolitiques de le l'espèce humaine au XXIe siècle.* (À partir des œuvres de Michel Henry, Pierre Bourdieu, Jürgen Habermas, Jacques Derrida, Martin Heidegger, Le Prophétisme biblique, Jean-Marc Ela, Oscar Bimwenyi-Kweshi et Benoît Awazi Mbambi Kungua), *Afroscopie XIII/2023* (Revue savante et pluridisciplinaire sur l'Afrique et les communautés noires), publiée par Le Cerclecad-Harmattan, Ottawa-Paris, 2023.

monde. La colonisation idéologique et théologique des Églises africaines les pousse à avaliser servilement et bêtement des problématiques du modernisme, du rationalisme, de l'athéisme et du minimalisme théologique imposés par la philosophie idéaliste, subjectiviste et rationaliste de la Modernité occidentale et qui sert de caution métaphysique aux *Biomédecines occidentales.* Les chamans et autres prophètes-guérisseurs des religions traditionnelles africaines constituent des jalons anthropologiques et sociologiques sur lesquels les pratiques thérapeutiques des prophètes bibliques tels que : Élie, Élisée, Ézéchiel et Ésaïe peuvent s'actualiser aujourd'hui dans les Églises africaines. Une théologie résolument prophétique et thérapeutique du discernement des esprits et de guérison divine doit se développer dans les mouvements charismatiques qui essaiment aussi bien en Afrique que dans les diasporas dans le monde occidental.

Chez les peuples vivant *en osmose* avec la nature, les chamans sont des prêtres-prophètes-thérapeutes-visionnaires qui sont institués dans leurs pouvoirs thérapeutiques, de voyance et de communication avec le monde invisible et spirituel de Dieu et des esprits, à travers des rêves prémonitoires qui attestent *leur ''élection divine'' de toute éternité.* Chez les peuples autochtones du Canada, des Amériques, d'Asie, d'Afrique, de l'océan indien et du Pacifique, le prêtre est en même temps *prophète, voyant* et *guérisseur*, et il n'y a pas de communication avec le monde invisible de Dieu[64] *sans émissions immédiates des énergies divines et thérapeutiques* qui guérissent les malades et chassent les mauvais esprits qui nuisent aux êtres humains : « *Les chamans sont au plus profond d'eux-mêmes* ***des prêtres-prophètes, poètes et hérauts, médecins divins, voyants et devins-pèlerins guidés par les rêves****, en route vers*

[64]Benoît Awazi Mbambi Kungua, *Le Dieu Crucifié en Afrique. Esquisse d'une Christologie négro-africaine de la libération holistique,* L'Harmattan, Paris, 2008, 330 pages.

des régions secrètes, vers l'au-delà de la conscience humaine. À proprement parler, ces élus sont des « anormaux », des « originaux », incapables de mener la vie ordinaire de la tribu. Sociologiquement, donc par rapport à la « normalité », on peut les considérer comme des fous. Ils ne font en tout cas preuve d'aucune disposition à être chasseurs, guerriers, époux, pères de famille, chefs ou leaders politiques. Psychanalytiquement parlant, ce sont des personnalités fragiles, soumises à l'inconscient, au bord de la psychose. Mais c'est justement cette vulnérabilité psychique qui leur confère le pouvoir de guérir les malades et de délivrer les possédés. Leurs rêves initiatiques de jeunesse agissent à la façon d'un vaccin : ils les immunisent contre le dérèglement et les crises intérieures que pourrait provoquer le réveil de leurs forces profondes. ***En somme, l'appelé est mis devant l'alternative, soit d'accepter le message qui le désigne dès l'enfance comme chaman de la tribu, soit de se trouver livré sans défense au monde des esprits, au chaos de l'inconscient.*** »[65]

Le chamanisme rejoint largement les actions visionnaires (voyance), thérapeutiques et thaumaturgiques des prophètes de la Bible tels que Moïse, Élie et Élisée, dont Jésus constitue leur accomplissement ultime dans la divinité même de Dieu qui les inspire tout au long de leur *ministère prophétique* avant leur *enlèvement au Ciel.*

Cette entrée en matière par *l'activité prophétique, onirique et thérapeutique des chamans* permet de déboucher sur les considérations écologiques de la sexualité et de l'animalité de l'homme et de la femme qui font partie de la

[65] Eugen Drewermann, *Fonctionnaires de Dieu*, Albin Michel, Paris, 1993, 758 pages, pp. 52-53 (Traduit de l'allemand par Francis Piquerez et Eugène Wéber et révisé par Jean-Pierre Bagot. Lire toute la première partie (pp. 13-233) de cet ouvrage monumental, où l'auteur met en place le dispositif théologique, épistémologique et psychanalytique autour duquel gravite son érudition impressionnante.

nature, contrairement à la conception mécaniste et physico-mathématique des sciences et de la philosophie moderne de provenance cartésienne (*Mathesis Universalis*). Dans ses recherches d'histoire comparée des religions, **Drewermann** explique le mystère de la femme qui porte et transmet la vie et dont *le cycle des menstrues imite celui de la lune.* Cette dimension *supraterrestre, magique* et *lunaire* de la femme qui passe constamment de l'ombre à la lumière du soleil est contrebalancée par l'immersion de la sexualité humaine dans la mort, *car seulement ce qui meurt est obligé de se reproduire*. Chez les peuples de langue *Manding*, ***Kuma***[66] signifie la *''Grande Parole''* et le même mot ***''Kuma''*** signifie le vagin de la femme en *Kiswahili,* parce qu'il constitue la base procréatrice et génératrice de la vie. Cette capacité de concevoir *les êtres vivants dans son ventre* est à corréler avec la conception *qu'a l'esprit humain de concevoir des idées invisibles*. Le couple humain (*mâle/ femelle*) sorti des mains de Dieu conserve *les pouvoirs divins de conception par la parole et les actes,* sauf que pour les êtres humains, cela passe par la complémentarité sexuelle entre l'homme et la femme pour perpétuer le genre humain dans les ekstases de la temporalité, de l'historicité et de la mortalité. Aujourd'hui, dans les sociétés industrialisées, modernes et individualistes du monde occidental, l'accélération du processus du vieillissement et de mort des populations indo-européennes ne peut pas se résoudre uniquement par les instrumentalisations politiques et xénophobes de l'immigration servile en provenance de l'Afrique noire, sans questionner l'intentionnalité mécanique

[66] Lire ma recension à l'ouvrage de Ferran Iniesta, *Histoire de la Pensée africaine*, L'Harmattan, Paris, 2014, 176 pages, dans : Benoît AWAZI MBAMBI KUNGUA (Dir.), *Philosophies africaines, Études post-coloniales et Mondialisation néolibérale. Variations africaines et diasporiques, Afroscopie VIII/2018*, (Revue savante et pluridisciplinaire sur l'Afrique et les communautés noires), publiée par Le Cerclecad-Harmattan, Ottawa-Paris, 2018, 716 pages, pp. 677-680.

et dominatrice de toute la philosophie moderne qui oppose l'homme contre la nature dont il dépend pourtant pour rester en vie. Beaucoup de maladies mentales et le nombre élevé des comprimés que beaucoup d'Occidentaux sont obligés d'ingurgiter chaque jour sur injonctions de leurs médecins de famille ne sont que la conséquence logique d'une philosophie mécaniste et technique qui coupe l'homme de son écologie, oppose de façon dichotomique l'âme au corps, et chasse Dieu de la société, évidemment pour déboucher dans le nihilisme et la mort éternelle. Les prophètes nous avertissent de la part de Dieu : « *Vous les humains, devant le néant de la mort, si je n'interviens pas pour vous ressusciter, vous retournez au néant d'où je vous ai tirés. Sans moi vous ne pouvez rien faire, renchérit Jésus.* » *Un humain averti en vaut deux, parce qu'à la fois mâle et femelle (...).*

À partir de ces considérations épistémologiques, philosophiques et théologiques, je propose une classification provisoire de mes ouvrages pour baliser globalement le travail de réception mondiale de mon œuvre pluridisciplinaire :

1/ Toute la théologie européenne du XXe siècle, y compris le concile Vatican II, est foncièrement marquée par les controverses explosives autour des idéologies modernistes. Et personne ne comprend le schisme de Mgr Marcel Lefebvre et le concile Vatican II sans une connaissance approfondie et dense du « Modernisme » et de sa longue période d'incubation historique et sociétale. Les grands théologiens européens que j'ai travaillés durant les trois dernières décennies (Barth, Balthasar, de Lubac, Rahner, Moltmann, Metz...) sont marqués par les débats épistémologiques, philosophiques, idéologiques et politiques autour de la Modernité et du Modernisme. Cet aspect m'a conduit à publier les ouvrages suivants :

• B AWAZI MBAMBI KUNGUA, *Le Dieu Crucifié en Afrique. Esquisse d'une Christologie négro-africaine de la libération holistique,* L'Harmattan, Paris, 2008, 330 pages.

• ID., *Déconstruction phénoménologique et théologique de la modernité occidentale : Michel Henry, Jean-Luc Marion et Hans Urs von Balthasar*, L'Harmattan, Paris, 2015, 316 pages.

• ID., *Le Tournant prophétique des théologies négro-africaines contemporaines. De l'Auto- Performativité de la Deutérose,* L'Harmattan, Paris, 2021, 384 pages.

2/ La phénoménologie transcendantale de Husserl, la phénoménologie existentiale de M. Heidegger et la critique des idéologies de l'École critique de Francfort constituent aussi des lieux de déconstruction et de résonance intellectuelle des prétentions hégémoniques de la Modernité occidentale. Ce qui m'a conduit à soutenir ma thèse à l'Université de Paris IV-Sorbonne, le 08 septembre 2003, sous la direction de Jean-Luc Marion, avec pour titre :

ID., *Donation, Saturation et Compréhension. Phénoménologie de la Donation et Phénoménologie Herméneutique : Une alternative ?,* L'Harmattan, Paris, 2005, 310 pages.

3/ Ma vocation prophétique en théologie africaine contemporaine m'a conduit à produire *des panoramas* sur les pionniers et élaborer progressivement ma propre contribution qui est une théologie mystique, prophétique, trinitaire et thérapeutique. Ce qui m'a conduit à rédiger les ouvrages suivants :

B. AWAZI MBAMBI KUNGUA, *Panorama de la Théologie Négro-Africaine Contemporaine,* L'Harmattan, Paris, 2003[1], 210 pages, 2021[2] (Deuxième Édition revue, corrigée et augmentée), 440 pages.

ID., *Panorama des Théologies négro-africaines anglophones*, L'Harmattan, Paris, 2008, 283 pages.

ID., *De la Postcolonie à la Mondialisation néolibérale. Radioscopie éthique de la crise négro-africaine contemporaine,* L'Harmattan, Paris, 2011, 204 pages.

ID., DIEU ET LE CONGO. *CONGOSOPHIE, CONGOTHÉRAPIE ET CONGOPRAXIS*, L'Harmattan, Paris, 2021.

ID., LE PENTATEUQUE ET L'AFRIQUE. *Une approche mystique, agricole et Bibliocratique,* L'Harmattan, Paris, 2021.

ID., *Élie Le Tishbite, Prophète du feu et du silence. Une réappropriation autobiographique*, L'Harmattan, Paris, 2021.

ID., *Le Pape François, ''De Laudato si'' à ''Fratelli Tutti''. Une Herméneutique philosophique, politique et théologique,* Les Impliqués/L'Harmattan, Paris, 2021, 148 pages.

ID., *LE COVID-19 : UN GÉNOCIDE HUMANITAIRE ? Une Déconstruction pluridisciplinaire,* L'Harmattan, Paris, 2021.

4/ **Au terme de 15 ans (2007-2022)** en tant que Président fondateur du Centre des Recherches pluridisciplinaires sur les Communautés d'Afrique noire et des diasporas (CERCLECAD, **(Ottawa, Canada, https://cerclecad.org/)**, j'ai rédigé les grands axes gnoséologiques de la philosophie politique du Cerclecad qui sont : la pluridisciplinarité, la réticularité, la transversalité et l'intertextualité. Ce qui a donné les publications suivantes :

*ID., *COMPENDIUM DES PRÉFACES DANS UNE PERSPECTIVE PLURIDISCIPLINAIRE ET ÉMANCIPATRICE (2015-2021),* L'Harmattan, Paris, 2021.

*ID., *CHRONIQUES PRÉSIDENTIELLES DU CERCLECAD. Dits, Écrits et Actes (2007-2020),* L'Harmattan, Paris, 2021.

*ID., *Pour une Philosophie de l'Éditorial dans le Cerclecad. Pluridisciplinarité, Transversalité, Intertextualité et Réticularité,* L'Harmattan, Paris, 2021.

4/ J'ai aussi beaucoup réfléchi sur les métamorphoses de la sociologie symbolique, critique et réflexive de Pierre Bourdieu autour des notions de violence symbolique, capital social, culturel, économique et symbolique, le pouvoir symbolique, le champ, les habitus, la doxa, la sociodicée, l'illusio, la reproduction des inégalités sociales, l'articulation entre l'ethnologie, la sociologie et la philosophie dans l'œuvre de Pierre Bourdieu et son combat contre l'invasion du totalitarisme néolibéral au XXIe siècle. Ce qui constitue le volet sociologique de mon œuvre avec les publications suivantes :

*ID., *Pierre Bourdieu, le Savant et le Prophète. Les métamorphoses de la Sociologie critique et réflexive,* l'Harmattan, Paris, 2021.

* *INTRODUCTION A LA MÉTHODOLOGIE SOCIOLOGIQUE. Individualisme, Holisme, Capital, Champ, Réseau,* L'Harmattan, Paris, 2021.

*ID., *Emmanuel MACRON, Achille MBEMBE et LA FRANÇAFRIQUE. Une déconstruction théologico-politique,* L'Harmattan, Paris, 2021, 110 pages.

Chap VI.
Hans Urs von Balthasar, Michel Henry et l'Exégèse historico-critique. Variations africaines sur la crise moderniste au XXIe siècle

Sommaire : Ce dernier chapitre explicite les raisons théologiques et phénoménologiques de la disqualification totale et du rejet consécutif de l'exégèse historico-critique par Hans Urs von Balthasar et Michel Henry à travers la puissante déconstruction qu'ils infligent aux prétentions scientistes et positivistes de la Modernité occidentale. Je montre ensuite l'exclusion culturelle et philosophique des sociétés africaines contemporaines de la matrice gnoséologique de l'idéologie moderniste. Tout en relevant l'ampleur et la gravité de la crise moderniste responsable des conciles œcuméniques de Vatican I et de Vatican II dans l'Église catholique, j'invite les théologiens africains à regarder en face le processus exponentiel de retraditionalisation des sociétés africaines avec la recrudescence des problèmes et maladies liés aux manipulations omniprésentes des sorcelleries et du monde invisible des esprits partout en Afrique.

Mots-Clés : Hans Urs von Balthasar, Michel Henry, Benoît Awazi Mbambi Kungua, méthode historico-critique, crise moderniste, phénoménologie de la vie, prophétie, Trinité, sorcelleries, monde des esprits, exorcismes, guérisons divines, théologie africaine de la libération holistique.

Introduction

Le but de cet ultime chapitre est *double* : *d'une part*, en m'appuyant sur les positions sévères de Hans Urs von Balthasar et de Michel Henry sur le minimalisme, voire l'athéisme pratique de l'Exégèse historico-critique et positiviste, je montre les dégâts théologiques et pastoraux dans les Églises marginalisées dans les sociétés occidentales d'Europe et d'Amérique du Nord, *et d'autre part*, je démontre la non-inscription des sociétés africaines contemporaines dans la matrice épistémologique et politique de la Modernité occidentale. Ces deux opérations me conduisent à mettre l'emphase sur l'impérieuse nécessité de s'occuper des problèmes liés aux sorcelleries ethno-politiques, à l'omniprésence sociale du monde des esprits, des empoisonnements et des envoûtements et des pratiques maléfiques telles que les sacrifices humains par des acteurs politiques partout en Afrique subsaharienne. L'urgence de cette réflexion est corroborée par le paradoxe criant entre la banalisation quotidienne de ces pratiques maléfiques omniprésentes dans les sociétés africaines – villes et villages confondus – et le mutisme stupéfiant des autorités théologiques et ecclésiales. La motivation exégétique doit être relevée d'entrée de jeu, car elle me permet de faire voir le positivisme et l'hérésie qui sous-tendent l'exégèse historico-critique qui se recroqueville sur *le sens littéral* et *historique* en appliquant aux textes bibliques l'épistémologie moderniste de l'historicité positiviste. En d'autres termes, je soutiens la nécessité théologique de tenir ensemble les *4 sens des Écritures*[67] : *littéral*

[67] Dans son ouvrage '*'Retour au Centre''*, Balthasar retrace l'histoire de la dualité entre la théologie théorique, polémique et savante et la théologie kérygmatique, intra-ecclésiale et biblique, depuis les Pères grecs jusqu'au XXe siècle. Si cette tension est vive chez certains Pères (Tertullien, Irénée, Grégoire de Nysse et Grégoire de Nazianze), c'est surtout **chez Origène** que l'exégèse biblique s'enracine directement dans la pluridimensionnalité des Écritures en suivant deux axes d'accomplissement : *le premier axe* considère le Nouveau Testament comme le sens spirituel de tout l'Ancien Testament, et *le deuxième axe* part du sens protologique/existentiel à travers des actes quotidiens qui conduisent *le chrétien dans sa vie terrestre* en route *vers l'éon eschatologique par la participation au mystère pascal du Christ*. Origène réconcilie la théologie spéculative et la théologie spirituelle en considérant *la polyphonie* et la

(historique), *allégorique* (spirituel), *tropologique* (éthique) et *mystagogique* (anagogique ou ésotérique). Hans Urs von Balthasar[68] honore largement cette exégèse patristique dans toute son œuvre et Michel Henry[69] est sensible à la prise en compte du quadruple sens des Écritures, notamment dans son dernier ouvrage posthume : *Paroles du Christ*.

---

symphonie de toute la Bible. À la suite d'Origène, il considère Saint Augustin, Saint Grégoire le Grand, Saint Bernard, Saint Thomas et Saint Bonaventure comme des théologiens qui ont su maintenir une fécondation mutuelle entre la théologie scolastique et spéculative d'une part, et la théologie spirituelle et affective, d'autre part. Mais tout juste après Saint Thomas, l'apparition du *nominalisme* brise cet équilibre théologique en créant l'espace intellectuel à la Réforme qui se concentre sur la théologie biblique par exclusion de la néoscolastique de la Contre-Réforme. (Hans Urs von Balthasar, *Retour au Centre*, Desclée de Brouwer, Paris, 1998, pp. 31-57 (Traduit de l'allemand par Robert Givord et Présentation de Vincent Holzer).

[68] Je me limite aux ouvrages où la promotion du quadruple sens des Écritures est obvie : Hans Urs von Balthasar, *La prière contemplative*, Parole et Silence, Paris, 2002 (Traduit de l'allemand par Bernard Kapp) ; Id., *L'Amour seul est digne de foi*, Parole et Silence, Paris, 1999 (Traduit de l'allemand par Robert Givord) ; Id., *Retour au Centre, op. cit*, & Id., *La vérité est symphonique. Aspects du pluralisme chrétien*, Parole et Silence, Saint-Maur, 2000 (Traduit de l'allemand par Robert Givord et Michel Beauvallet). Il convient de signaler que tout le triptyque de Balthasar révèle sa vaste culture exégétique et biblique en honorant le quadruple sens des Écritures à l'école d'Origène, de Maxime le Confesseur et de Grégoire de Nysse et de bien d'autres pères de l'Église. Il cite souvent les travaux classiques de son maître et ami Henri de Lubac, *Exégèse médiévale : les quatre sens de l'Écriture. Première partie, T.1 & T.2*, Aubier, Paris, 1959 & Id., *Histoire et Esprit, Exégèse médiévale*, 1959-1964 (4 volumes), Cerf, Paris, 2002^2, 668 pages.

[69] Bien qu'il se situe dans une approche phénoménologique et non grecque du Christianisme, Michel Henry met en œuvre une herméneutique des paraboles aussi bien dans son analyse des écrits mystiques de maître Eckhart et de façon systématique dans les paraboles qui constituent les *Paroles du Christ*. Deux ouvrages montrent cette exégèse pluridimensionnelle de la révélation christique et trinitaire : Michel Henry, *L'Essence de la Manifestation*, PUF, Paris, 2011^4 & Id., *Paroles du Christ*, Seuil, Paris, 2002.

Les réceptions africaines de la Modernité occidentale[70] dans une configuration planétaire de la mondialisation néolibérale régie par la raison du plus fort et la loi de la jungle sont au cœur de mon œuvre pluridisciplinaire en cours de construction. Faut-il rappeler ici les conséquences catastrophiques de la crise moderniste qui a couvert le XIXe et le XXe siècle, en provoquant la tenue des deux conciles de Vatican I (8 décembre 1869 au 20 octobre 1870) et de Vatican II (du 11 octobre 1962 au 8 décembre 1965) ? Faut-il encore mentionner la marginalisation[71] structurelle et idéologique de l'Église catholique dans le monde occidental qui se traduit par la désertion et la vente des paroisses, l'indifférence des populations par rapport au message chrétien véhiculé par les Églises, le vieillissement et la baisse drastique du clergé,

---

[70] Lire mon article : « Réception négro-africaine de la modernité occidentale. Une approche théologico-politique. *Le point de vue des couches populaires des sociétés négro-africaines postcoloniales.* », *Incroyance et Foi* 104 / Hiver 2002, pp. 12-22.

[71] Lire ma présentation de quatre théologiens français (Mgr Hippolyte Simon, Mgr Albert Rouet, père Bernard Sesboüé, père Jean-Paul Russel) sur la crise multidimensionnelle de l'Église catholique dans les sociétés sécularisées et néo-païennes du monde occidental, « Théologie radicale de la croix et sécularisation de l'Europe. Une lecture christologique de la crise profonde qui traverse le christianisme occidental », in : Benoît AWAZI MBAMBI KUNGUA, *Déconstruction phénoménologique et théologique de la modernité occidentale : Michel Henry, Jean-Luc Marion et Hans Urs von Balthasar*, L'Harmattan, Paris, 2015, 316 pages, pp. 143-164. Lire aussi : J. Rigal, « La Nouvelle Évangélisation. Comprendre cette nouvelle approche. Les questions qu'elle suscite », *NRT* 127 (2005), pp. 436-454 ; J. Reding, « Les résistances à l'évangélisation. Sécularisation et mentalités nouvelles », *Revue Théologique de Louvain,* 35/2004, pp. 343-371 ; Penser la différence dans la crise culturelle de l'Europe. L'expérience chrétienne revisitée, Actes du 24e Colloque RSR (Paris, 14-16 décembre 2013), *Recherches de science religieuse 102/2,* avril-juin 2014 ; Cardinal André Vingt-Trois, « Comment préparer la nouvelle évangélisation ? », *NRT* 136 (2014), pp. 104-112 & Ch. Theobald, « La recomposition du catholicisme européen en débat. Prospective d'un théologien », *Revue Théologique de Louvain,* 44/2013, pp. 481-571.

l'athéisme pratique et la violence idéologique des régimes maçonniques et anti-christiques qui renient l'ancrage culturel des civilisations occidentales dans l'éthos philosophique et théologique du christianisme ? Vivant en Occident (France et Canada) depuis maintenant 30 ans d'affilée avec quelques visites ponctuelles en Afrique, la crise moderniste m'intéresse au premier plan en tant que « théologien prophétique » africain pour la simple raison que le christianisme transplanté en Afrique par les missionnaires occidentaux a été foncièrement façonné par les avatars et tensions idéologiques charriés par la crise moderniste. Aujourd'hui dans beaucoup d'Églises d'Europe, du Canada et des États-Unis, nous assistons à une présence croissante des prêtres[72], religieux et religieuses africains qui participent au mouvement du retour de la mission de l'Afrique vers les Églises fondatrices et cela soulève bien des débats contradictoires sur ces missionnaires du Tiers-Monde en Occident.

Étant donné que les sociétés africaines ne sont pas du tout entrées dans la matrice philosophique et scientifique de la modernité occidentale – l'exception européenne de la géométrie, de la mathématisation des lois de la nature, de la division sociale du travail en champs autonomes et complémentaires sous l'autorité du méta-champ de l'État néolibéral, de la séparation capitaliste entre les interactions sociales et le champ économique autonomisé et la généralisation des démocraties parlementaires et néolibérales en crise de légitimation populaire – il revient aux théologiens africains de la libération holistique de se réapproprier la révélation christique et trinitaire comme socle mystique, théologique et thérapeutique des Églises africaines. Cette entreprise de

[72] Lire l'article l'abbé Alphonse Borras, ancien vicaire général du diocèse de Liège qui donne sa lecture de la présence des prêtres africains en Belgique : « *Ces Prêtres venus d'ailleurs... Une réalité complexe, un dossier délicat* », in : *Prêtres diocésains*, Paris, août-septembre 2007/1443.

réappropriation théologique et herméneutique de la révélation christique et trinitaire doit épouser les requêtes thérapeutiques et spirituelles des masses populaires africaines. Elle doit se baser sur les logiques sociologiques et phénoménologiques qui président à la reconfiguration des sociétés africaines travaillées par plusieurs crises protéiformes.

D'où mon plan en trois parties : 1/Récapituler la position balthasarienne face à la dilution gnostique de la révélation chrétienne opérée par l'exégèse historico-critique façonnée par la réduction rationaliste et romantique de l'idéalisme allemand (Schelling, Hegel, Böhme, Fichte), 2/Faire apparaître l'assise phénoménologique du rejet radical de la méthode historico-critique comme athée, mensongère et blasphématoire par la phénoménologie de la Vie de Michel Henry, et enfin, 3/ Justifier à partir d'une argumentation sociologique et phénoménologique la non-inscription des sociétés africaines dans le paradigme idéologique de la Modernité occidentale et la nécessité de faire face à l'épidémie des sorcelleries et du monde des esprits en promouvant un discernement trinitaire, christologique et ecclésial des esprits dans le processus accéléré de la retraditionalisation des sociétés africaines postcoloniales[73]. Le rapprochement entre Balthasar et Henry a déjà été tenté par Jean Greisch[74] lorsqu'il caractérise le triptyque de Balthasar comme une phénoménologie fondée par en haut et s'inspirant de l'inséparabilité et de l'interpénétration réciproque des transcendantaux dans le *Philèbe* de Platon. Greisch établit une corrélation phénoménologique entre le

---

[73] Lire mon ouvrage : Benoît AWAZI MBAMBI KUNGUA, *De la Postcolonie à la Mondialisation néolibérale. Radioscopie éthique de la crise négro-africaine contemporaine,* L'Harmattan, Paris, 2011, 204 pages.

[74] J. Greisch, « Un Tournant phénoménologique de la Théologie ? », in : *Transversalités Revue de l'Institut Catholique de Paris* 63/juillet-septembre 1997, pp. 78 sq.

binôme Vérité du monde et Vérité de Dieu chez Balthasar et Vérité du monde et Vérité du Christianisme chez Michel Henry. Philippe Capelle[75] plaide aussi pour un rapprochement entre Balthasar et Henry autour de l'opposition frontale entre la phénoménalité ekstatique du monde et l'auto-phénoménalisation immanente de la Vie éternelle de Dieu.

Le fil rouge qui articule les trois parties de cet article est d'un bout à l'autre *phénoménologique* : phénoménologie de la Trinité de Dieu (Balthasar), phénoménologie de l'auto-révélation de la Vie et de la Vérité absolue de Dieu dans l'immanence de l'affectivité transcendantale (Henry) et phénoménologie sociologique des sociétés africaines postcoloniales dans la mondialisation néolibérale en vue d'une réappropriation de la révélation trinitaire en Afrique (Awazi). Cette phénoménologie de la Trinité se déroule dans une *logique prophétique*[76] qui met l'emphase sur la différence théologique radicale entre Dieu l'Unique Créateur (La Vie absolue et éternelle) et la création (le domaine de la finitude). La méthode historico-critique est ouvertement disqualifiée et rejetée par ces deux auteurs parce qu'elle pose des écrans, des conditions transcendantales et des limites positivistes de la raison humaine à l'auto-révélation prophétique et souveraine de la Gloire éternelle de Dieu apparue dans l'histoire des

---

[75] Ph. Capelle, « Hans Urs von Balthasar : Comment regagner une philosophie à partir de la théologie ? », in : H.-J Gagey & V. Holzer (Éds.), *Balthasar, Rahner. Deux pensées en contraste*, Bayard, Paris, 2005, p. 11 & Id., *Phénoménologie et Christianisme chez Michel Henry. Les derniers écrits de Michel Henry en débat,* « Collection Philosophie et Théologie », Cerf, Paris, 2004, p. 51.

[76] J'explicite cette approche *phénoménologique* et *prophétique de la Trinité* dans mes deux récents ouvrages : Benoît AWAZI MBAMBI KUNGUA, *Déconstruction phénoménologique et théologique de la modernité occidentale : Michel Henry, Jean-Luc Marion et Hans Urs von Balthasar*, L'Harmattan, Paris, 2015, 316 pages & ID., *Le Tournant prophétique des théologies négro-africaines contemporaines. De l'Auto-Performativité de la Deutérose,* L'Harmattan, Paris, 2021, 384 pages.

hommes à travers la figure humano-divine de la Parole de Dieu incarnée en Jésus-Christ.

I. La position trinitaire et christologique de Balthasar face à la crise moderniste

Sans aucune prétention à l'exhaustivité, mon enquête va consister à démontrer l'ancrage trinitaire, christologique et contemplatif de la théologie balthasarienne[77] inséparable de la mission prophétique d'Adrienne von Speyr[78] dans l'Église du XXe siècle et du XXIe siècle.

Cette inséparabilité de ces deux œuvres charismatiques a été revendiquée avec force par Balthasar lui-même lors de plusieurs synthèses qu'il opérait sur son œuvre monumentale décade après décade[79]. Une fréquentation assidue de ces deux œuvres justifie cette insistance balthasarienne et montre la dépendance mystique totale du théologien de Bâle face à la matière première apocalyptique irradiée par la voyante Adrienne von Speyr[80]. Balthasar avoue à plusieurs reprises

[77] « (…) *On ne prendra réellement connaissance de mes affaires à moi que si l'on se met sérieusement à l'étude d'Adrienne von Speyr. Ce qui reste encore difficile aujourd'hui parce que l'œuvre n'est pas encore accessible. L'heure n'en a pas sonné.* », in : Hans Urs von Balthasar, *À propos de mon œuvre. Traversée,* Lessius, Bruxelles, 2002, p. 92. (Traduit de l'allemand par Joseph Doré et Chantal Flamant).

[78] Hans Urs von Balthasar, *L'Institut Saint-Jean. Genèse et principes*, Éditions Lethielleux, Coll. « Le Sycomore », Paris, 1986, 144 pages. (Traduit par Patrick CATRY et Jacques SERVAIS). Lire aussi la recension de Christian Renauld, in : *Laval théologique et philosophique*, 45(1)/1989, pp. 167–168.

[79] Ces auto-herméneutiques de Balthasar qui vont de 1945 à quelques semaines avant sa mort en 1988 sont rassemblées et publiées dans : Hans Urs von Balthasar, *À propos de mon œuvre. Traversée, op. cit.*

[80] Adrienne von Speyr, *Le Mystère de la mort*, Culture et Vérité, Bruxelles, 1989 ; Id., *La mission des prophètes*, Lessius, Bruxelles, 1998 & Id., *Élie*, P. Lethielleux & Culture et Vérité, Paris & Namur, 1981.

que l'intelligibilité de sa trilogie ne peut se dévoiler sans une prise au sérieux des visions d'Adrienne von Speyr dont l'œuvre éditée par lui-même totalise 50 volumes : « *Le « monde de la prière » (Die Welt des Gebetes, 1951), l'une des œuvres les plus considérables d'Adrienne von Speyr, commence par un chapitre audacieux sur la « prière dans la Trinité ».* ***Chaque Personne divine aperçoit, dans l'autre, Dieu, le Dieu plus grand que toute compréhension et éternellement digne d'adoration****. Ainsi « l'entretien trinitaire » revêt la forme de la « prière originelle », à laquelle prend part toute prière, et à « l'atmosphère » de laquelle doit s'adapter toute prière ici-bas. Qu'il s'agisse d'adoration, d'action de grâce ou de demande, toutes ces formes de prière trouvent leur archétype dans l'entretien trinitaire. Comme Jean et Ignace, comme Anselme et les Pères grecs, Adrienne est dominée et comme possédée par l'idée que Dieu est celui qui est «* ***toujours plus grand*** *»* »[81]. Il importe de signaler d'entrée de jeu que la mystique d'Adrienne von Speyr est qualifiée d'objective par Balthasar parce qu'elle implique l'effacement de la personne devant la révélation de la Parole souveraine de Dieu à travers l'histoire du salut. Ceci nous permet de comprendre la place capitale que joue la perception de la « *Figure objective de la Révélation christique* » indépendamment des catégories a priori de la transcendantalité de l'esprit humain. *La Gestalt* du Christ s'interprète et s'auto-atteste au cœur de mouvement par lequel l'autorité de Dieu se révèle dans l'histoire du salut et dans le monde (*Auctoritas Dei revelantis*). C'est cette unicité divine de la *Gestalt* du Christ qui disqualifie les conditions positivistes et transcendantales qui sont des écrans que la méthode historico-critique et

---

[81] Hans Urs von Balthasar, *Adrienne von Speyr et sa mission théologique*, Médiaspaul/Éditions Paulines, Paris/Montréal, 1985 (Traduit de l'allemand par Henri Engelmann, Robert Givord et Madi Lépine. Anthologie rédigée par B. Albrecht), pp. 50-51.

moderniste impose subrepticement à l'auto-manifestation de la révélation souveraine de la Gloire de Dieu dans le Christ.

La contemplation d'Adrienne est d'un bout à l'autre marquée par la grandeur du Dieu toujours plus grand (*Id quo majus cogitari nequit* ou bien *Id quod nihil maius cogitari possit*) qui appelle à l'adoration et à la prise de conscience de la proximité inédite du Ciel sur la terre à travers l'action imprévisible du Saint-Esprit dans la prière de tout croyant qui cherche le Père en passant par le chemin qu'est le Christ, mort et aujourd'hui vivant pour les siècles des siècles. Dans sa prière mystique, Adrienne von Speyr parle des expériences des « *visions du Père* »[82] qui renvoient à la manière de voir et à l'atmosphère particulière du Père. Toute sa mystique part du Père et y retourne par le Fils et le Saint-Esprit à travers une spiration éternelle et vivante ouverte au monde à sauver de la déchéance du diable. D'où le rôle déterminant des expériences de l'angoisse, de l'agonie et du délaissement du Christ sur la croix et sa descente en enfer pour détrôner le diable. La sotériologie dramatique de Balthasar se déroule aux dimensions du Ciel, de la terre et des enfers avec une exégèse prophético-mystique de l'apocalypse qui laisse apparaître la « trilogie infernale »[83]

---

[82] Id., *Ibid.*, p. 52.

[83] Sur cette trilogie infernale, lire l'article de Christophe Theobald, s.j., « L'Apocalyptique dans la théologie contemporaine », *NRT* 115 (1993), pp. 848-869. Dans cette même veine, lire : A. Espezel, « Quelques aspects de la Sotériologie de Hans Urs von Balthasar », *NRT* 112 (1990), pp. 80-92 ; E Falque, « Hans Urs von Balthasar lecteur d'Irénée ou la « chair retrouvée », *NRT* 115 (1993), pp. 683-698 ; R. Koch, « Le Christ et l'Esprit du Seigneur selon Luc 4, 18-19 », *NRT* 115 (1993), pp. 877-885 ; J.-M. Garrigues, « À la suite de la clarification romaine sur le « Filioque ». Réciprocité et complémentarité du Christ et de l'Esprit dans l'économie du salut », *NRT* (1997), pp. 321-334 ; J.-M Verlinde, « Les racines cachées du Nouvel Âge », NRT 125 (2003), pp. 353-373 ; J.-L. Souletie, « Raison esthétique et Herméneutique christologique chez Balthasar », *NRT* 127 (2005), pp. 18-35 ; Ponga, « Le Christ Universale Concretum chez Hans Urs von Balthasar », *NRT* 127 (2005), pp. 587-

entre le Dragon (Satan) qui renvoie à *l'ordre métaphysique*, la Bête (L'Antéchrist) qui renvoie à *l'ordre politique* et l'autre Bête (les faux prophètes) qui renvoie à *l'ordre intellectuel.* (**Apocalypse 16, 1-21**).

Le hiatus du Samedi Saint[84] constitue le « lieu théologique incandescent » dans la dramatique divine de Balthasar qui reconnaît ici sa dépendance totale par rapport aux expériences du délaissement et de la descente du Christ en enfer faites par Adrienne von Speyr : « *(...) Mais ce qui t'affecte, ce n'est pas une angoisse précise. C'est un océan d'angoisse sans rives, l'Angoisse-en-soi. L'angoisse qui est le cœur du péché. L'angoisse devant Dieu et sa justice inéluctable. L'angoisse d'enfer. L'angoisse devant la perspective de ne plus jamais contempler la face du Père. D'être abandonné éternellement par l'Amour et par toute créature. Tu tombes dans l'abîme sans fond, tu es perdu. L'angoisse qui te saisit n'est pas accompagnée de la plus faible lueur d'espérance.* »[85]

---

603 ; Id., « La Dramatique trinitaire de la révélation et du salut chez H. Urs von Balthasar », *NRT* 121 (2002), pp. 549-564 ; P. Ide, « L'analogie selon Balthasar. Une relecture à partir de l'amour de don », *Science et Esprit*, 66/1/2014, pp. 85-108, Id., *Une théologique du don. Le don dans la Trilogie de Hans Urs von Balthasar*, Peeters, Leuven, 2013 ; Id., *Une théologie de l'amour. L'amour centre de la Trilogie de Urs von Balthasar*, Lessius, Bruxelles, 2012 ; C. Rochas, « En quoi le mystère du Samedi saint est-il dramatique ? Les présupposés christologiques et trinitaires de la théologie du Samedi saint de Hans Urs von Balthasar », *Communion XXXV*, 1-2, janvier-avril 2010, pp. 57-73.

[84] Vincent Holzer, « La Christologie du « samedi saint » sommet de la théo-dramatique », in : Vincent Holzer, *Hans Urs von Balthasar (1905-1988),* Cerf, Paris, 2012, pp. 179-218.

[85] Hans Urs von Balthasar, *Le cœur du monde*, Éditions Saint-Paul, Versailles, 1997, p. 116. (Traduit par Robert Givord, Préface de Henri de Lubac, s.j. et Avant-propos du Cardinal Marc Ouellet, p.s.s.). Les expériences mystiques d'Adrienne von Speyr de descente du Christ aux enfers le Samedi saint sont systématisées par Balthasar dans son ouvrage : *Le chrétien et l'angoisse,* Desclée de Brouwer, Paris, 1954, 1994.

La grandeur de la Parole de Dieu permet à l'homme de se reconnaître comme une créature pécheresse et totalement dépendante de la grâce souveraine de Dieu pour son salut. Il s'agit d'une parole plus pénétrante que le glaive à deux tranchants qui fait passer toute chair au jugement souverain de Dieu qui combine à la fois la justice et la miséricorde, la colère et le pardon, la bénédiction et la malédiction. Il importe de soulever l'intrication ***théologique entre la prophétie et la mystique dans l'œuvre inséparable de Balthasar et de von Speyr***[86]**.** La prophétie[87] doit s'entendre

---

(Traduit de l'allemand par Claire Champollion et présenté par Yves Tourenne, ofm). L'auteur discute avec les philosophes de l'angoisse tels que Kierkegaard et Heidegger tout en retraversant l'angoisse dans la Bible et dans l'histoire de la théologie avec une attention sur Luther.

[86] Pour approfondir cette circularité dialectique entre la « *Prophétie* » et la « *Mystique* » dans l'œuvre inséparable de von Balthasar et de von Speyr, je renvoie aux ouvrages suivants : Hans Urs von Balthasar., *La prière contemplative,* Parole et Silence, Paris, 2002 (Traduit de l'allemand par Bernard Kapp) ; Id., *Une théologie des Exercices spirituels,* Desclée de Brouwer & Bellarmin, Paris & Montréal, 1996 (Choix de textes et introduction par Jacques Servais, s.j., introduction française par Michel Guervel, s.j. (« Collection Christus N ⁰ 84 ») ; Id., *Pâques, le mystère,* Les Éditions du Cerf, Paris, 1996 (Traduit par R. Givord) ; Id., *L'enfer, une question,* Desclée de Brouwer, Paris, 1988 (Traduit de l'allemand par Jean-Louis Schlegel) ; Id., *Le Chrétien et l'angoisse, op. cit.* & Id., *Le cœur du monde, op. cit* & P. Gervais, s.j., « Les Exercices spirituels d'Ignace de Loyola et la contrition chrétienne », *NRT* 136 (2014), pp. 26-47.

[87] D. Janthial, « Livre et Révélation : Le cas d'Isaïe », *NRT* 126 (2004), pp. 16-32 ; Id., « La parole prophétique : du rejet à la canonisation », *NRT* 136 (2014), pp. 3-25 ; J.-P. Sonnet, s.j., « Inscrire le nouveau dans l'ancien. Exégèse intra-biblique et herméneutique de l'innovation », *NRT* 128 (2006), pp. 3-17 ; Gr. Drouot, « Le discours inaugural de Jésus à Nazareth : La prophétie d'un retournement (Lc 4, 16-30), *NRT* 129 (2007), pp. 35-44 ; R. Chéno, o.p, « Prophétie biblique et prophétie coranique », *NRT* 132 (2010), pp. 434-447 ; A. Wénin, « Le serpent, le taurillon et le Baal. Variations sur l'idolâtrie dans le premier testament », *Revue Théologique de Louvain,* 34/2003, pp. 27-42 ; R. Dekoninck, « Des idoles de bois aux idoles de l'esprit. Les métamorphoses de

ici comme la proclamation solennelle de l'oracle de Yahvé par le prophète appelé de toute éternité comme Jérémie et la mystique comme le processus de réappropriation compréhensive, expérimentale, charnelle et dynamique des dons et charismes surnaturels de l'Esprit Saint pour la vitalité spirituelle du corps du Christ qu'est l'Église composée des pécheurs appelés à la repentance quotidienne. Par conséquent, toute prophétie implique l'approfondissement mystique des charismes du Saint-Esprit dans l'âme du prophète qui manifeste la provenance divine de sa parole ainsi que la puissance de vie et de guérison divine qu'elle véhicule ici et maintenant, et toute mystique peut se transformer de nouveau en prophétie sous la motion du Saint-Esprit qui guide l'Église du Christ dans son pèlerinage terrestre. C'est dans ce sens précis que mon œuvre théologique se récapitule aujourd'hui dans *le tournant prophétique*[88] *des théologies négro-africaines contemporaines*.

---

l'idolâtrie dans l'imaginaire moderne », *Revue Théologique de Louvain*, 35/2004, pp. 203-216 ; M. Buber, *La foi des prophètes*, Albin Michel, Paris, 2003 ; P. Gibert, « Prophétisme et désespérance. Léon Bloy, Charles Péguy et Georges Bernanos, des prophètes selon la Bible ? », *Esprit 405/juin 2014* ; Saverio Cannistrà, « La voie du Carmel et l'homme d'aujourd'hui », *Carmel, Revue trimestrielle de Spiritualité chrétienne*, 152/avril 2014, pp. 39-47 ;

[88] Lire mes ouvrages consacrés à ce tournant prophétique : Benoît AWAZI MBAMBI KUNGUA, *Déconstruction phénoménologique et théologique de la modernité occidentale : Michel Henry, Jean-Luc Marion et Hans Urs von Balthasar, op. cit* ; ID., *Le Tournant prophétique des théologies négro-africaines contemporaines. De l'Auto-Performativité de la Deutérose, op. cit* ; D., *LE PENTATEUQUE ET L'AFRIQUE. Une approche mystique, agricole et Bibliocratique*, L'Harmattan, Paris, 2021 & ID., *Élie Le Tishbite, Prophète du feu et du silence. Une réappropriation autobiographique*, L'Harmattan, Paris, 2021.

L'œuvre[89] baroque de Balthasar profondément inspirée par les extases mystiques d'Adrienne von Speyr s'élabore dans cette adoration à genoux face à la croix du Christ qui dépouille le pécheur de toute auto-justification devant Dieu. Il s'agit d'une théologie qui se construit dans la pratique quotidienne ses *Exercices spirituels de Saint Ignace*[90] dont la visée ultime consiste à libérer au maximum la liberté du croyant dans la suite du Christ en préparant le contemplatif à toucher Dieu et à recevoir sa grâce dans le service de son Église. Ignace dans ses règles du discernement des esprits durant la deuxième semaine expérimente des motions du *toucher immédiat de Dieu*[91] sans aucun intermédiaire créé. Et ici il se rapproche de « l'union mystique de l'âme et de la Déité increéee » chez Maître Eckhart qui inspire de façon considérable la phénoménologie de la vie de Michel Henry. *L'immédiateté mystique* aussi bien chez Balthasar que chez Henry implique l'action directe de Dieu dans l'âme de l'élu sans aucun intermédiaire créé.

L'entrée dans les quatre semaines s'effectue à travers les contemplations décapantes et austères de *la première semaine* gravitant autour de la chute des anges, d'Adam et Ève et de l'orant qui contemple cette triple déchéance des créatures dans l'éloignement de Dieu. C'est donc logique-

[89] Pour une approche biographique et théologique de son œuvre je renvoie à : Vincent Holzer, *Hans Urs von Balthasar (1905-1988),* Cerf, Paris, 2012 & Elio Guerriero, *Hans Urs von Balthasar*, Desclée de Brouwer, Paris, 1993. (Traduit de l'italien par Frances Georges-Catroux et Préface de Jean Guitton de l'Académie française).

[90] Ignace de Loyola, *Exercices spirituels*, Desclée de Brouwer/Bellarmin, Paris, 1986. (Traduction du texte Autographe par Edouard Gueydan s.j. en collaboration, « collection Christus N⁰ 61. Textes) ; Hans Urs von Balthasar, *Une théologie des Exercices spirituels, op. cit* & Jacques Servais, *Théologie des Exercices spirituels. Hans Urs von Balthasar interprète Saint Ignace,* Culture et Vérité, Bruxelles-Namur, 1995.

[91] Règles 330 et 336 de la deuxième semaine, in : *Exercices spirituels, op. cit.,* p.190.

ment que cette première semaine s'achève avec la méditation flamboyante et austère de l'enfer, où les 5 sens passent par la purification des flammes de feu en prenant la place du damné dans l'enfer ici et maintenant, et en réalisant le miracle d'avoir été préservé par les anges et les autres créatures cosmiques au service de la Toute Puissance divine qui nous a laissés vivants jusqu'aujourd'hui. Les trois semaines qui suivent consistent à entrer graduellement dans la condition du disciple qui suit son maître dans sa prédication, sa vie, sa passion, sa mort et sa résurrection. Le cœur des exercices spirituels consiste à choisir le « choix éternel de Dieu » qui réquisitionne toute la vie de l'élu au service d'une mission particulière dans l'Église. Les exercices visent ainsi à se réapproprier sa personnalité théologique telle qu'elle est vue par Dieu de toute éternité : « *Le cœur des Exercices est l'**élection**. La rencontre capitale avec Dieu est une rencontre avec un Dieu qui élit. Pas avec le Dieu augustinien du « repos » pour le « cœur tourmenté » (requies, cor inquietum), pas avec le Dieu thomiste de la « vision béatifique » (visio beatifica) pour le « désir naturel et surnaturel » de la vision (appetitus naturalis et supernaturalis visionis), **mais avec le Dieu qui, avec une liberté incompréhensible dans son choix**, descend vers l'élu afin de le requérir pour servir ses fins imprévisibles, en coupant à travers toute « inquiétude » et tout « désir* » »[92].

Cette entrée en matière trinitaire, christologique et contemplative donne la clé herméneutique pour saisir l'amplitude de la théologie balthasarienne ainsi que sa critique de la réduction cosmologique (chez les certains Pères de l'Église de l'antiquité et du Moyen-Âge) et de la réduction anthropologique consécutive à la révolution de la

[92] Hans Urs von Balthasar, *Une théologie des Exercices spirituels, op. cit.* & Jacques Servais, *Théologie des Exercices spirituels. Hans Urs von Balthasar interprète Saint Ignace,* Culture et Vérité, Bruxelles-Namur, 1995. p. 157.

Modernité occidentale. La voie explorée par Balthasar est celle de l'auto-manifestation de la Gloire de Dieu dans la figure historique et capitale de Jésus-Christ, Vrai Dieu et Vrai Homme. Parce que la théologie fondamentale est une question de perception de la Figure objective de la révélation, alors l'esthétique théologique va se dérouler concrètement comme une phénoménologie[93] de la Trinité divine à travers les transcendantaux du Beau, du Bon et du Vrai. C'est Dieu qui nous interprète à partir de sa Parole incarnée en Jésus-Christ et nous appelle à entrer dans l'alliance filiale avec lui dans la puissance de son Esprit Saint. Ici Balthasar assume ce puissant principe herméneutique de la théologie de Barth.

Cette œuvre est *une esthétique théologique* qui laisse libre l'espace à l'auto-manifestation souveraine, libre et gracieuse de l'amour trinitaire de Dieu pour sa création qui s'est éloignée de sa source par la capitulation aux séductions du Diable, menteur et père du mensonge. Parce qu'elle émane de toute éternité de Dieu lui-même avant la création du monde, la figure du Christ est Unique parmi toutes les traditions religieuses de l'humanité et elle constitue de droit le « centre de la Figure objective de la révélation[94] ». Son amplitude humano-divine impose une approche kaléidoscopique et stéréoscopique.

C'est à l'aune de cette esthétique théologique qui débouche sur la dramatique divine du salut qu'il faut contempler la splendeur, la beauté et la gravité de la figure que Dieu dévoile aux yeux de ceux qui le cherchent et qui

[93] J. Greisch, « Un Tournant phénoménologique de la Théologie ? », in : *Transversalités Revue de l'Institut Catholique de Paris 63/juillet-septembre 1997, op. cit.*, pp. 75-97.

[94] La phénoménologie de la « Figure objective du Christ » constitue le cœur même du premier tome de l'esthétique théologique : *La Gloire et la Croix. Les aspects esthétiques de la Révélation, T.1. Apparition*, Desclée de Brouwer, Paris, 1990 (Traduit de l'allemand par Robert Givord), pp. 363-443.

sont prêts à accueillir la lumière de la foi qui proportionne l'œil de l'orant au phénomène que Dieu lui montre hors de toute capture rationaliste, minimaliste et athée de la méthode historico-critique. C'est ici et ici seulement dans la reconnaissance de la grandeur du Dieu toujours plus grand qu'il faut déduire les principes théologiques qui président à l'exégèse trinitaire, christocentrique et contemplative de Balthasar : « *D'où il résulte déjà que le facteur d'autorité sur lequel repose la foi théologique et qui est son motif et son objet formel suprêmes, doit nécessairement posséder une teinte tout à fait particulière,* ***ne convenant qu'à Dieu*** *et par laquelle* ***l'autorité divine*** *se détache même de l'autorité ecclésiastique qui la proclame et l'inculque. L'autorité divine est placée du côté de la doxa divine qui se manifeste, elle ne fait même qu'un avec elle pour autant que, dans les deux cas, ce qu'il y a de divin en Dieu s'avance vers le croyant. À ce titre, cette révélation de gloire n'a besoin d'aucune autre justification qu'elle-même : le Logos de Dieu est, identiquement, Parole libre de Dieu et Raison de Dieu ; et si l'homme croyant ne perçoit pas encore la rationalité interne de la parole libre, il sait pourtant immédiatement, à partir de ce fait : Dieu parle, que sa Parole est la Raison elle-même. Bien mieux, tout ce qui, de cette Parole, vient à lui et ce qu'il en saisit, est tout entier plongé dans la lumière de cette Raison divine et la reflète. Le mystère de Dieu annoncé par l'Église est sa doxa devenue visible.* »[95]

Dans *l'amour seul est digne de foi*, Balthasar réaffirme l'autorité originelle de Dieu qui est la condition de possibilité de toute théologie et de l'autorité apostolique revendiquée par l'Église : « *(...) C'est pourquoi tout l'Ancien Testament lui-même comme ''parole'' n'est qu'en route vers l'autorité définitive. Celle-ci n'est détenue que par le Fils qui interprète le Père dans le Saint-Esprit et fait voir en lui*

[95] Hans Urs von Balthasar, *La Gloire et la Croix. Les aspects esthétiques de la Révélation, T.1. Apparition, op. cit.*, pp. 117-118.

l'amour divin. Car c'est uniquement ici, à l'origine de la révélation, que l'autorité (ou la majesté) peut et doit coïncider avec l'amour ; c'est pourquoi exiger de l'homme avec autorité l'obéissance de foi à la révélation ne peut que consister à l'amener à voir exactement et à apprécier comme il convient la manifestation de l'amour divin. »[96]. Une autre clé herméneutique provient de ma longue fréquentation de l'œuvre balthasarienne, notamment son triptyque : *L'Esthétique théologique, la Dramatique divine et la Théologique.* J'en tire le principe à la fois *phénoménologique* et *herméneutique* selon lequel la Parole de Dieu s'interprète elle-même et le texte de Dieu s'interprète lui-même : « *Il n'y a aucune possibilité de placer sous* ***le texte de Dieu*** *un autre texte, qui pourrait rendre le premier lisible et intelligible, ou du moins : plus lisible et plus intelligible.* ***Le texte de Dieu doit et veut s'expliquer lui-même****. S'il le fait, une chose en tout cas est certaine par avance :* ***on ne trouvera pas là ce que l'homme pourrait avoir tiré de lui-même – a priori ou a posteriori****, facilement ou difficilement, dès l'origine ou par une évolution historique – sur le monde, sur l'homme lui-même et sur Dieu.* »[97]

C'est après avoir brossé succinctement les principes trinitaires, christologiques et sotériologiques qui président à l'exégèse contemplative de Balthasar que je vais relever succinctement des passages où il critique vigoureusement la jésulogie des exégètes historico-critiques qui s'attachent à une sélection positiviste de quelques passages des évangiles en ignorant la totalité de la dynamique trinitaire de la révélation de l'amour de Dieu pour l'humanité, de la genèse à l'apocalypse. La première critique que Balthasar adresse à la réduction rationaliste de l'exégèse historico-critique est l'oubli de la figure du Christ comme une totalité divine et

---

[96]Id., *L'amour seul est digne de foi*, *op. cit.*, p. 43 (Traduit de l'allemand par Robert Givord)
[97] Id., *Ibid.*, p. 38.

objective qui accomplit prophétiquement les promesses de Yahvé à Abraham en dépit des ruptures historiques d'alliance par le peuple élu. La *Gestalt* du Christ est une « totalité humano-divine » revendique le « centre de la figure objective de la révélation » et elle possède ses propres canons phénoménologiques et herméneutiques irréductibles aux gnoses cosmologiques et anthropologiques qui jalonnent l'histoire du salut et dont la domiciliation moderne se trouve dans le rationalisme spéculatif de l'idéalisme allemand (Fichte, Hegel, Schelling, Böhme) et ses avatars actuels dans le *Nouvel Âge*. Dans le premier volume de son esthétique théologique, où il expose en trois principales parties – introduction, évidence subjective et évidence objective - les bases épistémologiques et spirituelles de son œuvre, Balthasar dénonce la cécité volontaire de la *méthode historico-critique* qui place intentionnellement *des écrans* qui occultent la manifestation immédiate de la Gloire de Dieu qui jaillit de la figure historique de Jésus de Nazareth. C'est au terme d'une longue introduction (105 pages) et de la partie qui traite de l'évidence objective (253 pages) que Balthasar fait une première critique alarmante de la méthode historico-critique juste avant d'amorcer la troisième partie qui traite de l'évidence objective de la figure centrale de la révélation biblique : « *Les ravages effrayants que la méthode de la « critique historique » exerce aujourd'hui dans le monde de la foi, ne sont possibles que dans une sphère qui a abandonné la dimension mariale de l'Église, renonçant par là à tous les sens spirituels et à leur transmission ecclésiale. Ces ravages se répandent non seulement dans tout le domaine théologique, mais aussi dans le domaine philosophique. Le monde y est devenu sans image et sans valeur, il est un amas de faits qui ne disent plus rien, au milieu desquels une existence nue, sans image et sans forme, est saisie par le froid et par l'angoisse. La philosophie et la théologie de l'image tiennent debout et s'effondrent ensemble, et quand l'image de la femme disparaît de la réalité théologique, c'est une conceptualité et une technique abstraites masculines et sans image, qui l'emportent. Mais alors la foi se voit chassée du monde et rejetée dans le domaine du paradoxe et de l'absurde.* »[98]. Il revient à la charge au milieu de l'exposition théologique de la figure objective du Christ (*Gestalt*) en rejetant les obstacles idéologiques et rationalistes qu'il qualifie « *d'écrans* » imposés *a priori* à l'auto-manifestation souveraine de la figure du Christ : « *Passer à côté du Christ sans le voir, cela peut se produire de multiples manières ; mais ces manières ont ceci de commun que le regard ne supporte pas la figure du Christ elle-même. Il est impossible de le regarder dans les yeux, et de soutenir qu'on ne le voit pas. La première possibilité consiste à placer devant l'image un écran, dont on est persuadé (ou dont on se persuade soi-même) qu'il n'y a pas moyen de le retirer. Un exemple moderne de cette attitude,* ***c'est la « méthode historico-critique »*** *qui, soi-disant, ne va que jusqu'aux témoignages de la foi du Christ, mais les voit comme un paravent qui serait placé devant le Jésus historique. On peut aussi dresser devant l'image toute espèce de schèmes d'histoire des religions (par exemple les mythes du « sauveur »), ou d'une manière générale, un système catégorial dont on s'imagine, peut-être de bonne foi, que le phénomène doit s'y soumettre* ».[99] La critique radicale de la méthode historico-critique traverse logiquement toute l'œuvre de Balthasar basée sur la contemplation de l'action théo-dramatique et sotériologique de Dieu dans l'histoire du monde. Il est donc normal que la méthode historico-critique issu de la philosophie rationaliste de l'idéalisme allemand soit rejetée catégoriquement comme une stratégie d'esquive

[98] Hans Urs von Balthasar, *La Gloire et la Croix. Les aspects esthétiques de la révélation, T.1. Apparition*, Cerf/Desclée de Brouwer, 1990[2], p. 357. (Traduit de l'allemand par Robert Givord).
[9999] Id., *Ibid.*, p. 434.

de la figure en prétextant des obstacles idéologiques, rationalistes et athées occultant le face à face décisif du croyant avec la figure qui s'est toujours déjà donné*e* dans la grâce aimante de Dieu qui se réconcilie avec le monde en abandonnant son Fils dans la nuit terrible de la croix des maudits par Dieu. Dieu l'a fait malédiction pour notre salut en nous épargnant l'éloignement éternel du Créateur à cause de nos péchés consécutifs à la chute du diable et celle du premier couple humain d'Adam et d'Ève.

Ignace fait faire au retraitant durant la première semaine consacrée au péché originel les contemplations successives de la chute des anges, de la chute du premier couple humain et de la chute de l'orant qui fait les exercices ici et maintenant. Ne pouvant pas inventorier toutes les occurrences de cette déconstruction récurrente de la cécité de la raison moderniste et historico-critique face à l'art de Dieu dans l'histoire, je me limite à cette autre occurrence dans *la dramatique divine salut*. Balthasar, à la suite de Luther, s'attarde longuement sur la « colère divine » de Jésus parce qu'il est le Représentant de Dieu sur terre et il chasse les démons qui se révoltent contre la souveraineté unique de Yahvé, il chasse aussi Pierre lorsqu'il le conseille d'échapper à la coupe que son Père lui demande de boire, il invective les apôtres incapables de chasser les démons et de guérir les malades au nom de l'autorité invincible de Dieu sur les puissances cosmiques, astrales et démoniaques qui séduisent le genre humain, il est profondément bouleversé contre les puissances maléfiques de la mort lorsqu'il doit ressusciter Lazare et annoncer *in actu exercito* sa glorification imminente qui se produira à Jérusalem. Il revient souvent sur l'action du péché sur Dieu et qui conditionne le ministère de Jésus à travers la nuit de la passion et de la descente aux enfers, où se trouve le péché que Dieu rejette de sa création. C'est avec un certain lyrisme qu'il parle dans le premier tome de l'esthétique théologique de l'action du Christ comme celle d'un « être de race divine » contraint d'intervenir dans un monde déchu dans le péché qui crée l'éloignement de l'humanité par rapport à son Créateur.

Balthasar réitère sa critique incendiaire de l'exégèse historico-critique en dénonçant les divisions profondes qu'elle a suscitées au sein des Églises européennes, et plus férocement en France : « *Par la suite, l'Aufklärung, qui s'est imposée d'abord dans la théologie anglicane et protestante, puis plus radicalement dans la philosophie française, pénétra aussi finalement dans la théologie catholique. Il y eut cependant des réactions, d'abord du côté du romantisme religieux, puis plus vigoureusement avec le renouveau thomiste. Mais cela ne put empêcher que les principes de l'Aufklärung, principalement avec sa méthode « historico-critique » d'exégèse rationaliste appliquée aux textes inspirés, ne revendiquent avec une nouvelle force la première place en théologie. Le résultat c'est que la pensée chrétienne aujourd'hui est bouleversée et divisée jusque dans ses fondements.* »[100] Quelques pages plus loin Balthasar tire la sonnette d'alarme en pointant les dangers mortels de l'*Aufklärung* pour les Églises européennes aussi bien dans la théologie, la pastorale, la catéchèse que dans le peuple bousculé dans sa foi[101] et au sein même des institutions académiques et éditoriales des Églises européennes et nord-américaines. À mon avis, c'est cette irruption désastreuse de l'exégèse historico-critique dans la théologie, la prédication ecclésiale et la pastorale qui explique l'accélération de la disparition des congrégations missionnaire en Europe et en Amérique du Nord, la désertion des Églises par les

[100] Id., *La Dramatique divine. T. III. L'action*, Culture et Vérité, Namur, 1990, p. 427. (Traduit de l'allemand par Robert Givord et Camille Dumont s.j.).

[101] Lire la section, « La foi sous la coupe de la raison », Id., *Ibid*, pp. 425-431.

Occidentaux et leurs ventes consécutives pour devenir des marchés, des musées et des gymnases.

La récapitulation de la révélation dans le mystère pascal du Christ atteste *l'engagement historique*[102] *de la Trinité immanente dans l'économie historique et mondaine du salut*. Étant donné que l'essence de la prophétie consiste à affirmer les actions de Dieu dans l'histoire, il est logique de lire toute l'œuvre théologique de Balthasar et d'Adrienne von Speyr comme *une mission prophétique* dans l'Église du XXe et du XXe siècle. C'est la thèse que j'ai explicitée dans mes deux récents ouvrages[103] à la suite des auteurs tels que Mgr Rino Fisichella quand il affirme que : « *À notre avis, on ne comprend l'œuvre et la fonction de von Speyr que si on l'insère dans l'horizon de* ***la prophétie contemporaine****. Adrienne von Speyr n'a pas été une mystique mais elle a vécu le charisme prophétique...* »[104] et aussi que : *« C'est dans cet*

---

[102] Lire l'ouvrage magistral de Vincent Holzer issu de sa thèse doctorale : *Le Dieu Trinité dans l'histoire. Le Différend théologique Balthasar-Rahner*, Cerf, Paris, 1995 (« Cogitatio Fidei 190 ») et aussi : Id., *Hans Urs von Balthasar*, Cerf, Paris, 2012.

[103] Benoît Awazi Mbambi Kungua, *Déconstruction phénoménologique et théologique de la modernité occidentale : Michel Henry, Jean-Luc Marion et Hans Urs von Balthasar, op. cit.*, & Id., *Le Tournant prophétique des théologies négro-africaines contemporaines. De l'Auto-Performativité de la Deutérose, op. cit.*

[104] Rino Fisichella, « Hans Urs von Balthasar et Adrienne von Speyr : L'inséparabilité des deux œuvres », Transversalités, *Revue de l'Institut Catholique de Paris 63/juillet-septembre 1997,* p. 42. Il convient de présenter ici les autres contributions du colloque organisé par Mgr Joseph Doré, le 17 janvier 1997, à l'Institut Catholique de Paris, autour de la *Trilogie de Hans Urs von Balthasar*, à l'occasion de l'achèvement de la traduction française de la trilogie avec le dernier tome (T.III) de *La Théologique* par Joseph Doré et Jean Greisch. Lire les contributions de : J. Doré, « Pour lire la Trilogie », in : *Transversalités, op. cit.,* pp. 1-4 ; J. Doré, « La Trilogie dans l'œuvre », in : *Transversalités, op. cit.,* pp. 5-14 ; Dr P. Henrici, « La Structure de la Trilogie de Hans Urs von Balthasar », in : *Transversalités, op. cit.,* pp. 15-22 ; G. Chantraine, s.j., « L'Épilogue de la Trilogie. « Une Bouteille lancée à la mer » », in :

*horizon d'« **interprétation** » que prend corps la thèse selon laquelle, à notre avis, son œuvre exprime au mieux son sens théologique si on prend soin de l'insérer dans l'optique de* ***la prophétie.*** *D'ailleurs, Balthasar lui-même parle de « participation spirituelle » d'Adrienne à ses œuvres et, dans ce contexte, on perçoit mieux la forme de son apport particulier.* »[105] Dans son avant-propos au cœur du monde, le cardinal Marc Ouellet interprète aussi l'œuvre d'Adrienne von Speyr comme une *mission prophétique.* Parlant de Balthasar, il écrit : « *Inspiré par* ***le charisme prophétique d'Adrienne von Speyr****, il opère par approches convergentes et successives un retour au centre de la révélation : « la pauvreté indicible de l'Amour trinitaire incarné et crucifié* »[106].

La figure objective de la révélation ne peut en aucune façon résulter de la subjectivité transcendantale de l'esprit humain en quête du divin. La croix du Christ montre sa provenance divine en opérant la synthèse entre la quête verticale du divin dans les religions païennes (Zen, Bouddhisme, Néoplatonisme…) et la quête historico-horizontale de l'avenir messianique dans le judaïsme sécularisé par Marx. Seule la synthèse de la croix manifeste la provenance divine et trinitaire du christianisme qui rejette dans la vanité, l'idolâtrie et l'athéisme les prétentions

---

Transversalités, op. cit., pp. 23-36 ; R. Fisichella, « Hans Urs von Balthasar et Adrienne von Speyr : L'inséparabilité des deux œuvres », in : *Transversalités* 63, *Revue de l'Institut catholique de Paris,* juillet-septembre 1997, pp. 37-52 ; V. Holzer, « La Vérité comme Figure, l'Histoire comme Chair. La Contribution du théologien Hans Urs von Balthasar à l'intelligibilité du rapport Vérité/Histoire », in : *Transversalités, op. cit.,* pp. 53-73 & J. Greisch, « Un Tournant phénoménologique de la Théologie ? », in : *Transversalités, op. cit.,* 75-97.

[105] R. Fisichella, « Hans Urs von Balthasar et Adrienne von Speyr : L'inséparabilité des deux œuvres », *art.cit*, p. 51.

[106] Hans Urs von Balthasar, *Le cœur du monde, op. cit.*, avant-propos, p. V.

gnostiques de l'exégèse historico-critique irriguée par le rationalisme de la philosophie moderne et de l'idéalisme allemand (*Aufklärung*) : une crise mortelle dans l'Église européenne[107] : « *La gnose, en effet, élimine la différence qui doit demeurer entre le caractère irrévocablement « non divin » de l'image créée, et son ordination à participer à l'archétype divin par la ressemblance ; elle introduit les deux plans dans un même processus rationnel accessible à la pensée finie. Et ceci d'autant plus aisément que la possibilité d'une distinction entre « l'image » créée et son archétype divin se fonde précisément sur la distance trinitaire au sein de l'archétype lui-même ; et c'est pourquoi la tentation est grande, surtout, depuis Joachim de Flore, de diluer et de supprimer la distance entre Dieu et sa créature en la mettant purement et simplement sur le même pied que la distance intratrinitaire.* »[108]

C'est cette même disqualification radicale de l'exégèse historico-critique et des différentes moutures des gnoses philosophiques grecques que nous retrouvons dans la phénoménologie de la Vie invisible et infinie de Dieu chez Michel Henry. La reconnaissance de la distance indépassable entre la vérité du monde créé et la vérité éternelle de Dieu constitue une caractéristique essentielle des œuvres de Balthasar et de Henry.

---

[107] Id., *La Dramatique divine. T. III. L'action, op. cit.*, p. 431.
[108] Id., *Ibid.*, p. 353.

II. La disqualification totale de l'Exégèse historico-critique par la phénoménologie radicale de la Vie chez Michel Henry

Quelle phénoménologie convient à la phénoménalité du Dieu Vivant et Vrai qui s'auto-engendre de toute éternité ? La méthode historico-critique qui relève de la vérité du monde peut-elle se prononcer sur l'existence ou la non-existence du Dieu Vivant et Vrai ? Quel Dieu peut-il s'auto-générer de toute éternité et sauver l'humanité du pouvoir de la mort qui régit le monde ? La réponse de Michel Henry est sans équivoque et elle constitue la toute dernière phrase de sa phénoménologie du christianisme : « *Les hommes voudront mourir – mais non la Vie. Ce n'est pas n'importe quel dieu aujourd'hui qui peut encore nous sauver, mais – quand partout grandit et s'étend sur le monde l'ombre de la mort –* ***Celui qui est Vivant****.* »[109].

Si chez Balthasar, c'est l'autorité de Dieu qui se révèle (*L'Auctoritas Dei Revelantis*) qui préside à l'auto-manifestation de la figure unique du Christ, chez Henry, c'est aussi la Toute-Puissance de Dieu – qui ressuscite le Christ d'entre les morts – qui préside aux mutations internes à la Phénoménologie de la Vie : *« L'originalité du projet henryen réside dans une série de substitutions : substitution, à la « question de l'être », de la « question de l'agir » ; substitution, à une philosophie du voir, d'une analytique de l'affectivité ; substitution, à une herméneutique du sens, d'une architectonique de la force.* »[110] De part et d'autre, nous sommes en présence d'un théologien de l'auto-

---

[109] Michel Henry, *C'est moi la Vérité : pour une philosophie du christianisme,* Seuil, Paris, 1996, p. 345.

[110] Grégori Jean, *Force et Temps. Essai sur le « vitalisme phénoménologique » de Michel Henry*, Hermann, Paris, 2015, Quatrième page de couverture.

révélation de l'Absolu de Dieu (Balthasar) et d'un phénoménologue de la Vie absolue de Dieu (Henry). Les deux auteurs s'inscrivent dans *une logique prophétique,* où Dieu lui-même s'auto-révèle en toute souveraineté en s'auto-engendrant lui-même et en produisant l'extériorité du monde qu'il maintient dans l'être par pure grâce. *La prophétie est donc une tautologie divine.*

L'entreprise prodigieuse de Michel Henry[111] consiste à sortir de l'orbite de la tradition philosophique occidentale qu'il subsume sous la qualification de « *monisme ontologique* » consistant à privilégier uniquement *la phénoménalité ekstatique de l'extériorité du monde* qui passe. La Vérité de la Vie éternelle et invisible de Dieu impose un renversement complet des présupposés phénoménologiques de la philosophie occidentale de provenance grecque. Dieu est inconnaissable à la pensée finie de l'homme. Ni la temporalité originaire de l'ekstase du souci qui anticipe la mort du *Dasein* jeté dans le monde chez Heidegger, ni les ekstases temporelles du passé, du présent et du futur dans les leçons sur la conscience intime du temps chez Husserl ne reçoivent de légitimité dans la phénoménologie de l'immanence affective de la Vie qui s'auto-affecte hors de toute

[111] Ayant exploité dans mon ouvrage (*Déconstruction phénoménologique et théologique de la Modernité occidentale. Michel Henry, Hans Urs von Balthasar et Jean-Luc Marion, op. cit.*) les trois ouvrages consacrés à la phénoménologie du christianisme (*C'est moi la Vérité : pour une philosophie du christianisme, op. cit.* ; *Incarnation : une philosophie de la chair,* Seuil, Paris, 2000 *et Paroles du Christ,* Seuil, Paris, 2002), je me limite dans cet article à l'analyse de la troisième section : « La structure interne de l'Immanence et le problème de sa détermination phénoménologique : *L'invisible* », in : Michel Henry, *L'Essence de la Manifestation,* PUF, Paris, 2011^{4}, pp. 349-571. Lire ma recension substantielle de cette somme colossale dans mon ouvrage : *Le Pape François, ''De Laudato si'' à ''Fratelli Tutti''. Une Herméneutique philosophique, politique et théologique,* Les Impliqués/L'Harmattan, Paris, 2021, pp. 77-104.

ekstase mondaine. C'est le *renversement radical*[112] de toute la phénoménologie occidentale de provenance grecque qui est opéré par Michel Henry lorsqu'il pense l'immanence impressionnelle de la vie rivée à elle-même dans son *Pathos originaire,* à l'exclusion de toute transcendance de la conscience intentionnelle de la Métaphysique de la subjectivité qui se représente le monde comme un objet posé devant soi. L'ipséité de tout ego en tant que vivant advient dans l'acte par lequel la Vie absolue de Dieu s'engendre de toute éternité en générant le Premier Vivant qui est son Verbe éternel dans *l'invisibilité* et *l'invincibilité de son Pathos*[113] qui consiste dans le passage continuel du souffrir au jouir dans l'auto-affection de la chair. Parce qu'aucun *ego* ne s'est promu de lui-même et par lui-même dans la condition de vivant, sa posture phénoménologique originaire est celle de la *passibilité*[114] *totale de sa chair* face au procès éternel de *l'auto-révélation de la Vie absolue du Dieu Vivant et Vrai.*

---

[112] P. Piret, « Phénoménologie et Christologie : Michel Henry », *NRT* 121 (1999), pp. 233-239 ; Id., « Michel Henry : « Incarnation. Une philosophie de la Chair ». À propos d'un livre récent », *NRT* 123 (2001), pp. 269-273 ; Id., « Michel Henry : Paroles du Christ. À propos d'un ouvrage récent », *NRT* 125 (2003), pp. 115-121 ; Cl. Coutelier, « Une introduction à « C'est Moi la Vérité de Michel Henry », *NRT* 123 (2001), pp. 603-613 ; P. Gilbert, « Le tournant métaphysique de la phénoménologie française ? M. Henry, J.-L. Marion et P. Ricœur », *NRT* 121 (2002), pp. 597-617 ; R. Kuhn, « Naissance en Dieu ou la relation entre la phénoménologie de la Vie et la réalité de Dieu », *NRT* 129 (2007), pp. 272-278 ; Paul Audi, « Michel Henry : entre Généalogie et Contemporanéité », *Revue philosophique de Louvain,* 1/février 2008, pp. 106-128 & D. Janicaud, *Le Tournant théologique de la Phénoménologie française*, Éditions de L'Éclat, Combas, 1991.

[113] Pour approfondir, lire : Grégori Jean, *Force et Temps. Essai sur le « vitalisme phénoménologique » de Michel Henry,* Hermann, Paris, 2015.

[114] Pour une opérationnalisation du bonheur et de la violence qui accompagnent notre passivité radicale dans le procès de notre naissance transcendantale dans l'auto-révélation absolue de la Vie absolue de Dieu, je renvoie à l'ouvrage de Rolf Kühn, *Radicalité et Passibilité. Pour une phénoménologie pratique*, L'Harmattan, Paris, 2003.

C'est *l'invisibilité* [115]*essentielle de la Vie absolue de Dieu* qui disqualifie tous les présupposés grecs de la phénoménologie transcendantale de l'intentionnalité de la conscience et de l'Être du monde. C'est ici qu'Henry assume l'union mystique de la Déité et de l'âme à travers ces affirmations étonnantes de maître Eckhart : « *Dieu m'engendre comme lui-même* » et « *Dieu s'engendre comme moi-même* ». Le christianisme tient debout ou s'effondre avec cette affirmation de l'Archi-intelligibilité johannique de la Vie éternelle de Dieu : « *Père, je veux que là où je suis, ceux que tu m'as donnés soient eux aussi avec moi, et qu'ils contemplent la Gloire que tu m'as donnée,* ***car tu m'as aimé dès avant la fondation du monde.*** » (**Jean 17, 24**).

L'essence de l'ego s'effectue dans la pure jouissance de soi de la vie à travers le passage continuel de la souffrance à la jouissance de soi-même. C'est dans *la solitude* que se dévoile l'essence de la vie et elle devient de facto une catégorie ontologique fondamentale de la phénoménologie radicale de la Vie absolue. C'est la solitude qui manifeste la dimension absolue de la Vie jouissant d'elle-même de toute éternité dans l'immanence de son *Pathos invincible*. La refondation de la phénoménologie de l'immanence affective de la vie dans une chair souffrante et jouissante permet à Michel Henry d'opposer point par point l'Archi-intelligibilité du christianisme à la vérité ekstatique du monde qui est en même temps celle de la critique historique et du langage humain. À partir d'une opérationnalisation de la phénoménologie comme la science de l'essence des phénomènes qui consiste en leur *phénoménalité,* Henry distingue la vérité du monde qui projette toute chose qui s'y manifeste dans le hors de soi et la Vérité de l'auto-génération immanente de la Vie

---

[115] Lire l'ouvrage de Ruud Welten, *Phénoménologie du Dieu invisible. Essais et Études sur Emmanuel Levinas, Michel Henry et Jean-Luc Marion*, L'Harmattan, Paris, 2011. (Traduit de l'anglais par Sylvain Camilleri).

absolue de Dieu dans le Soi de son Verbe. Le monde est le lieu de la néantisation, de la destruction et de la mort de tout ce qui apparaît dans l'évanescence de l'extériorité du temps : *sa labilité.* Les objets qui apparaissent dans le monde n'ont aucune raison de leur apparition et ils sont chaque fois différents de la vérité déréalisante du monde. Par contraposition au néant et à la contingence radicale qui caractérisent l'apparaître ekstatique du monde, le christianisme est fondé sur la Toute-Puissance de Dieu qui ressuscite le Christ mort. La Vie éternelle de Dieu qui s'auto-engendre de toute éternité à travers le Premier soi et dans l'unité du Saint-Esprit disqualifie principiellement les prétentions captatrices de la vérité du langage et de l'histoire sur laquelle se fonde la méthode historico-critique. Le rejet par Michel Henry des prétentions positivistes et scientistes de la critique historique du christianisme doit se comprendre dans l'incapacité ontologique de la phénoménalité ekstatique et mortelle du monde à tenir tête devant la Vie inexpugnable de Dieu qui s'auto-révèle et dont toute l'essence consiste à apparaître. Dieu est l'auto-phénoménalisation incandescente de la phénoménalité originaire. Dans son approche phénoménologique du christianisme – qui se démarque des approches grecques platoniciennes, néo-platoniciennes et aristotéliciennes – Michel Henry dénonce la dictature totalitaire des sciences mathématiques issues de la révolution galiléenne et qui se mondialisent aujourd'hui sur toute la planète en traitant les hommes comme des automates, des robots, des spectres, des pellicules et des objets dépourvus de toute affectivité. Henry dénonce d'un bout à l'autre de son ouvrage sur la vérité du christianisme, la civilisation de la Bête et de l'Anti-Christ qui rejette Dieu et son Christ en déclarant la mort de Dieu et la mort de l'homme qui est fils de Dieu dans l'Unique Fils Éternel. Cette modernité occidentale qui ne reconnaît d'autre vérité canonique que celle des sciences physico-mathématiques de l'univers matériel est en train de se mondialiser aujourd'hui dans la barbarie, le nihilisme et les guerres sordides pour la conquête des richesses matérielles de la nature selon la raison du plus fort : « *Les hommes remplacés par des abstractions, par des entités économiques, par des profits et de l'argent. Les hommes traités mathématiquement, informatiquement, statistiquement, comptés comme des bestiaux et comptant pour beaucoup moins qu'eux. Les hommes détournés de la Vérité de la Vie, se jetant sur tous les leurres, les prodiges où cette vie est niée, bafouée, singée, simulée – absente. Les hommes livrés à l'insensible, devenus eux-mêmes insensibles, dont l'œil est vide comme celui d'un poisson. Les hommes hébétés, voués aux spectres, aux spectacles qui exposent leur propre nullité et leur déchéance : voués aux faux savoirs, réduits à des coquilles vides, à des têtes inhabitées – à des « cerveaux ». Les hommes dont les émotions et les amours ne sont que des sécrétions glandulaires. Les hommes qu'on a libérés en leur faisant croire que leur sexualité est un processus naturel, en lieu et place de leur Désir infini. Les hommes dont la responsabilité et la dignité n'ont plus aucun site assignable. Les hommes qui, dans l'avilissement général, envieront les animaux.* »[116]

Si c'est la même vie qui anime la Vie éternelle de Dieu et la vie finie des mortels, il importe de mettre en évidence le phénomène originaire de la révélation de l'ego à lui-même par l'acte créateur de Dieu qui lui assigne des possibles déterminés et l'impossibilité de s'extraire de la passivité totale de la chair à travers le passage continuel du souffrir au jouir. L'essence de l'ego est caractérisée par l'impossibilité de s'extraire de la sphère de l'affectivité transcendantale et la non-liberté face aux besoins, aux désirs, aux affects, aux émotions et aux sentiments qui lui assignent une posture de passivité originaire face à soi-même. L'ego expérimente une

---

[116] Michel Henry, *C'est moi la Vérité. Pour une Philosophie du Christianisme, op. cit.*, p. 345.

double impuissance : face à sa propre vie dont il n'est pas la source et face aux étants du monde qu'il n'a pas créés. Le monde qui est maintenu dans l'être par Dieu n'a pas en lui-même la raison de son existence. *Sa contingence*[117] est donc radicale et elle explique son indifférence, son anonymat et sa neutralité par rapport à tout ce qui apparaît dans l'horizon de sa phénoménalité solaire. Henry critique le sophisme qui traverse tout l'idéalisme allemand et que Marx dénonce chez Hegel, selon lequel l'objectivation de la raison humaine aurait le pouvoir de produire aussi le contenu objectivé : « *Une telle situation, décrite par nous comme l'indigence ontologique de l'apparaître du monde (l'incapacité de cet apparaître à rendre compte de ce qui apparaît en lui), est à la fois démasquée et occultée dans la philosophie de Jakob Böhme. Deux pouvoirs totalement différents, l'objectivation d'un horizon de visibilisation d'une part, la création du contenu concret appelé à devenir visible en lui de l'autre, sont attribués à une même instance théologico-métaphysique et ainsi confondus. En montrant toutefois qu'une « nature », un « corps » - un étant -, doit s'ajouter à l'apparaître du monde pour que celui-ci soit autre chose qu'un milieu indifférencié et vide, Böhme dénonce du même coup la carence d'un tel apparaître livré à lui-même. La puissance de Dieu ne sert ici qu'à dissimuler l'impuissance de l'objectivation comme telle.* »[118].

Ainsi la passivité devient le premier existential de la phénoménologie radicale de la vie, où l'ego reçoit les pouvoirs de son agir de la source unique de la Vie qu'est Dieu : « *Être soi-même ce qu'on reçoit et comme tel essentiellement passif à l'égard de soi, telle est cependant l'essence de la vie et, quand celle-ci désigne la révélation*

---

[117] Lire les travaux brillants de Bernard Mabille, *Hegel. L'épreuve de la contingence*, Paris, Hermann, 2013, 384 p et *Hegel, Heidegger et la métaphysique. Recherches pour une constitution*, Paris, Vrin, 2004.
[118] Id., *Incarnation. Une Philosophie de la Chair, op. cit.*, p. 67.

elle-même dans son effectivité concrète, quand la passivité à l'égard de soi n'est autre que l'expérience de soi, c'est-à-dire précisément cette révélation elle-même, l'essence de l'esprit. »[119]

Michel Henry pose les bases d'une phénoménologie matérielle de l'immanence de la Vie divine comme amour éternel entre le Père, le Fils et le Saint-Esprit en contraposition avec *la transcendance comprise ici comme ouverture de l'horizon transcendantal de la réflexivité dans les philosophies médiévales de l'Être et les philosophies modernes de la conscience, de l'intentionnalité, de la subjectivité et de la représentation.* L'essence de la vie repose dans la structure immanente de l'Affectivité transcendantale de la Déité avant toute ekstase de la création comme position d'une extériorité du monde par Dieu. Tout en reconnaissant à Fichte la compréhension de l'Absolu comme essence immanente de l'amour de Dieu, Henry déplore son incapacité à penser simultanément l'immanence et l'auto-révélation de Dieu à lui-même. C'est ici qu'il reconnaît le génie de maître Eckhart dont toute la prédication ecclésiale consiste à annoncer la béatitude et le salut éternel de l'âme dans son union avec la Déité incréée de Dieu : « *Ce n'est donc pas la structure interne de l'absolu lui-même ou Dieu, c'est le rapport de l'homme à celui-ci qui constitue le thème de la pensée et de la prédication d'Eckhart. Se rapporter à Dieu, toutefois, se rendre l'absolu manifeste n'est possible que par l'œuvre de la manifestation, par l'œuvre de l'absolu lui-même. C'est pourquoi comme la problématique l'avait nécessairement reconnu dès le premier moment de son effort pour se saisir et se comprendre dans son but et dans ses moyens (I), la relation à l'absolu dépend de la nature de celui-ci et de sa structure interne ou plutôt leur est identique : l'union existentielle de l'homme avec Dieu n'est*

[119] Id., *L'Essence de la Manifestation, op. cit.* p. 367.

possible que sur le fond de leur unité ontologique. Tel est précisément l'enseignement d'Eckhart : c'est l'absolu dans l'accomplissement effectif de son œuvre qui constitue selon lui l'essence de l'âme, essence qui, comme telle, n'est pas différente de cette œuvre ou, comme le dit Eckhart, de l'opération de Dieu. »[120]

Cette opération divine de l'union de l'âme à Dieu présuppose au préalable le dépouillement total de l'homme des idoles et autres créatures qui l'éloignent de la finalité eschatologique de sa vie. *L'amour, l'humilité* et *la pauvreté* constituent des préalables éthiques pour que Dieu lui-même opère dans l'âme l'union mystique avec la Déité. Ceci permet de saisir le contexte de prédication et d'édification des âmes dans lequel Eckhart livre ses sermons aux chercheurs de Dieu. Pour que l'homme recouvre son essence divine, il doit commencer par se détacher de la concupiscence des créatures qui apparaissent dans l'horizon transcendant de l'extériorité du monde. Abandonner l'horizon évanescent du monde consiste à quitter tout le domaine de la création avec son corollaire d'images, d'idoles et de simulacres. C'est ainsi qu'il faut comprendre l'humilité, la pauvreté et l'amour de Dieu comme des conditions de possibilité de l'union de l'âme et de la Déité qui résulte unilatéralement d'une opération explicite de Dieu agissant dans l'âme totalement dépouillée de la concupiscence des créatures et de leur pouvoir de déréalisation mondaine. Commentant la prière sacerdotale du Christ au mont des Oliviers, Michel Henry comprend la phrase : « *Je ne prie pas pour le monde* » dans le sens phénoménologique radical du monde comme étant un lieu de déchéance, de déréalisation, d'évanescence et de mort. La portée théorique[121] du « monde

---

[120] Id., *Ibid.*, pp. 385-386.

[121] « *That God's revelation as his self-revelation owes nothing to the phenomenality of the world but rather rejects it as fundamentally foreign to its own phenomenality is something that powerfully emerges in*

»[122] dans tout l'évangile de Jean se manifeste ici avec éclat. Deux paroles s'opposent point par point : *la parole du monde* qui montre les choses dans l'extériorité évanescente de la lumière du monde et *la parole de la vie* qui s'auto-révèle immédiatement dans l'immanence de l'Affectivité transcendantale consistant dans le passage continuel du « souffrir » au « jouir ». La Parole de Vie s'auto-révèle de toute éternité dans l'auto-engendrement de la Vie éternelle de Dieu qui est sa Vérité.

C'est dans la pensée eckhartienne de l'immanence divine qui pose l'extériorité de la création sans sortir de son essence que Henry comprend l'essence de l'auto-révélation de l'Absolu comme *un fond abyssal*. Contrairement à Hegel qui soutient la sortie hors de soi de Dieu dans l'acte créateur de l'extériorité déréalisante du monde, Henry affirme que Dieu reste immanent à son essence (*Déité*) tout en opérant la création d'un monde qui lui est extérieur et dont il faut quitter pour retourner dans l'unité éternelle avec son essence divine. Je ne peux pas résister au rapprochement entre la mystique henryenne de l'immanence de la Déité dans l'âme (la naissance de Dieu dans l'âme) et les affirmations surprenantes de la kabbale[123] d'Isaac Louria avec sa théorie du

---

*Christ's final prayer on the Mount of Olives : **''I am not praying for the world''** (John 17 :9). Now, it is not the circumstances, tragic as they may be, that explains this terrifying declaration; instead, it finds its striking justification in a proposition **whose theoretical character cannot easily be challenged**: ''My kingdom is not of this world'' (John 18:36).* », in: Michel Henry, ***I Am the Truth****. Towards a Philosophy of Christianity,* Stanford University Press, Stanford (California), 2003, (Translated by Susan Emanuel), p. 26.

[122] C'est dans ce sens qu'il faut comprendre l'exclusion totale entre la phénoménalité non ekstatique de la Vie divine et la phénoménalité déréalisante et mortelle du monde dans *C'est Moi la Vérité. Pour une philosophie du christianisme, op. cit.*

[123] Roland Goetschel, *La Kabbale,* PUF, Paris, 1985[1] (« Collection ''Que sais-je ? N[0] 1105 »)

Tsimtsum[124] selon laquelle Dieu s'engendre lui-même de toute éternité et il concentre son essence divine (Déité) en un point de sa *Shekinah* pour faire surgir la transcendance de l'extériorité du monde. La Béatitude ou le salut éternel de l'âme consiste alors à quitter la phénoménalité du monde pour recouvrer son union effective avec la Déité perdue avec l'expérience de la chute diabolique dans le péché originel de l'éloignement de l'essence divine.

Commentant la prière sacerdotale dans Jean 17, 3 où le Christ affirme que : « *la Vie éternelle est qu'ils te connaissent Toi le Seul Vrai Dieu et celui que tu as envoyé, Jésus-Christ* », Henry, à la suite de Eckhart qualifie l'âme de *théognoste* à cause de son union mystique à l'essence divine elle-même. L'essence de Dieu consiste à s'auto-révéler dans son immanence affective comme *la phénoménalisation de la phénoménalité originaire*. La Vie éternelle est cette union immédiate de l'âme avec la Déité résultant d'une opération de Dieu dans l'âme qui s'est vidée *de ses images, formes et idoles mondaines*. L'âme reçoit son ipséité eschatologique à travers l'acte par lequel Dieu se connaît lui-même sans aucune ekstase transcendante de l'extériorité du monde : « *Ce qui pénètre en l'âme, cependant, dans cette forme absolue de la révélation qui constitue son essence même et qui, comme fondamentalement déterminée en elle par l'unité, est la révélation originaire de l'absolu à lui-même, c'est précisément celui-ci, Dieu, tel qu'il est en lui-même, dans sa nudité. C'est pourquoi, comme le dit Eckhart, l'homme est un théognoste, "ein Gottwissender Mensch"* »[125]. Cette union de l'âme à la Déité s'origine dans l'unité essentielle entre Dieu et sa Parole éternelle, entre le Père et le Fils dans le Saint-Esprit. C'est donc à partir de la trinité divine qu'il faut comprendre les tenants et les aboutissants de la phénomé-

---

[124] Lire l'ouvrage de Gershom Scholem, *Les Grands courants de la mystique juive*, Payot & Rivages, Paris, 1994[3].

[125] Id., *L'Essence de la Manifestation*, *op. cit.*, p. 411.

nologie radicale de la Vie chez Michel Henry inspiré par la mystique eckhartienne de la Déité comme *Fond abyssal ou Fond sans fond.* Le Fils est l'auto-révélation éternelle du Père dans sa profondeur et seul l'Esprit Saint introduit les élus dans cette filiation divine qui ne peut résulter que d'une opération divine du Père par pure grâce.

Cette expérience effective de l'union de l'âme avec Dieu amène Eckhart à distinguer deux types de connaissance : *la connaissance du soir* qui s'opère par la perception des créatures comme *des images* dans l'extériorité du monde et la *connaissance du matin* qui consiste à percevoir *toutes choses en Dieu telles que Dieu lui-même les voit* immédiatement de toute éternité dans *l'immanence de son pathos.* Ainsi – poursuit Eckhart – l'âme a deux yeux : *l'œil intérieur* qui regarde vers *l'essence* et la reçoit *immédiatement de Dieu* et *l'œil extérieur* qui regarde vers *les créatures* et les perçoit *en images*. L'auto-révélation de la vie absolue de Dieu se fait dans *l'invisibilité totale de la nuit* et s'oppose radicalement à *la lumière du monde* qui préside à la phénoménalisation déréalisante de ses objets : « *Ainsi le* ***Père*** *(la Vie toute-puissante qui s'auto-engendre) demeure-t-il en son* ***Fils*** *(le verbe en lequel cette Vie s'engendre en s'éprouvant elle-même et en se révélant ainsi à soi), de même que le Fils (ce Fils en lequel la Vie s'éprouve et s'aime elle-même infiniment) demeure dans cette Vie (qui s'éprouve en lui en sorte qu'il s'éprouve en elle). Ainsi sont-ils l'un dans l'autre, le Père en son Fils, le Fils en son Père selon une intériorité réciproque (chacun s'éprouvant, vivant, s'aimant en l'autre) qui est une intériorité d'amour, qui est leur Amour commun, leur* ***Esprit.*** »[126]

C'est à partir de cette distinction qui apparaît en 1963 dans *l'essence de la manifestation* que Michel Henry va systématiser, dans *C'est Moi la Vérité*, en 1996, la distinction

[126] Id., *Paroles du Christ*, Seuil, Paris, 2002, p. 108.

entre la phénoménalité ekstatique et déréalisante du monde et la phénoménalité affective et non ekstatique de la vie – celle infinie de Dieu et celle finie des hommes. L'impossibilité pour le *Dasein* de s'extraire de la facticité de son être déjeté dans le monde est justement la marque de son impuissance totale face à cette facticité imposée d'ailleurs et donc, hors-monde. C'est au terme de cette traversée rapide de l'essence de la manifestation que je vais récapituler les positions sévères de Michel Henry par rapport à l'exégèse moderniste et historico-critique qu'il qualifie d'athée, de mensongère et de pseudo-scientifique. Il les a exposées dans son ultime ouvrage dont il a corrigé les épreuves sur son lit d'hôpital avant de mourir : *Paroles du Christ*. Ici le Christ substitue la *généalogie divine* à la *généalogie naturelle* des hommes qui sont fils de Dieu dans l'Unique Fils éternel qu'est le Christ. Il se révèle ainsi comme le Verbe de Dieu partageant l'autorité du Père. Tout en distinguant les paroles où le Christ s'adresse aux hommes en tant qu'homme et celles où il parle avec l'autorité divine en tant que sa Parole Éternelle par qui tout a été créé, Henry rejette totalement les prétentions scientistes et positivistes de l'exégèse historico-critique qu'il qualifie de ***mensongère*** et de ***blasphématoire*** : « *On peut donc admettre,* ***contrairement aux contrevérités de l'exégèse positiviste, pseudo-historique et athée du XIXe siècle,*** *que les paroles du Christ n'ont rien à voir avec les inventions de communautés chrétiennes tardives. Elles s'offrent à nous à titre de documents authentiques. Rien n'empêche pourtant de les considérer comme des paroles humaines, et cela dans tous les sens du mot. Paroles prononcées par un homme s'adressant à d'autres hommes dans le langage des hommes et leur parlant d'eux-mêmes. D'eux-mêmes, c'est-à-dire de leur nature, de leurs qualités et de leurs défauts, leur indiquant ce qu'ils doivent faire, où est le bien et où est le mal : une éthique, en effet.* »[127]

[127] Id., *Ibid.*, p. 11.

Quelques pages plus loin, il revient à la charge en rejetant l'exégèse positiviste qui nie la divinité du Christ et sa revendication publique de l'autorité de Yahvé : « *C'est donc le Christ lui-même qui va révéler qui il est. Révélation progressive, pour des raisons qui viennent d'être suggérées, mais incontestable si l'on s'en tient aux textes.* ***Car contrairement à l'exégèse athée et mensongère du XIXe siècle, elle n'apparaît pas seulement dans des écrits tardifs****. Elle est présente partout, dans les Logia d'où dérivent les synoptiques ou dans des passages primitifs de Jean, comme dans la tradition orale la plus ancienne, ainsi qu'en témoignent les lettres de Paul. Indiquons rapidement les étapes de cette révélation.* »[128]

Dans cet ouvrage Henry fustige la haine et le rejet du christianisme par les gouvernements maçonniques et pseudo-démocratiques dans le monde occidental. Il les qualifie des gouvernements de la *Bête* et de *l'Anti-Christ* qui humilient et abaissent les hommes en dessous des animaux et des machines. Il dénonce le dogmatisme totalitaire des autorités politiques occidentales qui interdisent l'enseignement de la parole de Dieu dans les institutions scolaires et académiques. Aujourd'hui, le 29 octobre 2021, le ministre québécois de la Culture, Jean-François Roberge vient de supprimer unilatéralement les cours de « culture religieuse » dans la province du Québec pour mieux confirmer dans les faits le rejet de l'héritage chrétien de sa province. Quoique timide et poltronne, la réaction des évêques québécois s'est aussitôt manifestée en demandant au gouvernement du Québec de respecter le fait religieux qui fait partie du tissu social de cette province jadis sous la direction de l'Église catholique et qui a finalement rejeté le pouvoir de l'Église dans les consciences des individus.

---

[128] Id., *Ibid.*, pp. 59-60.

C'est avec lucidité que Michel Henry dénonce cette interdiction politique de la transmission générationnelle de la révélation chrétienne dans les sociétés post-chrétiennes d'Europe et d'Amérique du Nord. Ce qui explique largement la désertion des Églises et leurs ventes partout en Occident. Il situe les raisons de cette guerre totale livrée au christianisme par les gouvernements démocratiques qui gèrent la géopolitique mondiale dans leur refus catégorique de Dieu et du Christ à la faveur de leur adhésion dans les stratagèmes de l'Antéchrist en furie. Il stigmatise tour à tour le matérialisme omniprésent, le consumérisme compulsif, les idéaux sordides de réussite sociale, d'argent, de pouvoir, de plaisir immédiat, de l'omniprésence de la pornographie et d'adoration des idoles de la religion technologique et marchande à l'assaut de la planète à travers *les projections tous azimuts de la mondialisation néolibérale des intelligences artificielles*. Michel Henry adresse un appel solennel aux chrétiens d'aujourd'hui pour qu'ils témoignent publiquement de leur foi au Christ comme le Fils du Dieu Vivant. Il s'agit donc d'une herméneutique résolument phénoménologique et prophétique des paroles que le Christ adresse à l'humanité en tant que Parole éternelle de Dieu, et Dieu lui-même qui leur apporte la vie éternelle ici et maintenant. Et comment l'Afrique se situe-t-elle face à l'irruption de la Modernité occidentale depuis le XVIe siècle avec ses prétentions hégémoniques ? Est-elle entrée, oui ou non, dans la matrice philosophique et idéologique de la Modernité occidentale à l'assaut de la planète dans la géopolitique néolibérale du XXIe siècle ?

III. La retraditionalisation des sociétés africaines contemporaines et l'échec de la modernisation superficielle face à la montée des sorcelleries et du monde des esprits

Mon propos consistera à récapituler brièvement mes travaux antérieurs qui se sont focalisés sur les réceptions africaines de la modernité occidentale à travers le processus de réappropriation critique de l'héritage du christianisme missionnaire et de la projection coloniale de l'Europe en Afrique à partir de la conférence de Berlin (novembre 1884-février 1885). Aujourd'hui, dans les sociétés d'Afrique subsaharienne, tout observateur attentif sera stupéfait face à la prolifération des problèmes et maladies liés au monde occulte des sorcelleries, de l'omniprésence des esprits ethno-tribaux, des envoûtements et des empoisonnements. Ces phénomènes maléfiques saturent toute la stratification sociale de ces polities postcoloniales sans susciter l'attention appropriée des théologiens et évêques africains qui n'osent pas en faire un « lieu théologique primordial ». À la suite des théologiens tels que le père Meinrad Hebga[129] et Monseigneur Emmanuel Milingo, archevêque émérite de Lusaka, rares sont des théologiens et évêques africains[130] qui osent affronter ces

---

[129] Lire ma présentation la christologie de la guérison spirituelle du père Hebga et de Mgr Milingo dans mes ouvrages : B AWAZI MBAMBI KUNGUA, *Panorama de la Théologie Négro-Africaine Contemporaine,* L'Harmattan, Paris, 2003[1], 210 pages, 2021[2] (Deuxième Édition revue, corrigée et augmentée), 440 pages, pp. 140-148 & ID., *Panorama des Théologies négro-africaines anglophones*, L'Harmattan, Paris, 2008, 283 pages & ID., *Le Dieu Crucifié en Afrique. Esquisse d'une Christologie négro-africaine de la libération holistique,* L'Harmattan, Paris, 2008, 330 pages.

[130] Lire à ces propos : Nestor Salumu Ndalibandu, *Les prières d'exorcisme et de guérison dans l'Église catholique en Afrique. Lecture théologique et pastorale*, L'Harmattan, Paris, 2017 (Préface de Benoît Awazi Mbambi Kungua) ; Gilbert M. Kafundo, *Maladie et Quête de Guérison dans les Cultures africaines. Lieux d'évangélisation en*

questions dans une perspective résolument théologique et pastorale du discernement trinitaire des esprits. La réappropriation de la révélation christique et trinitaire qui est à la source vivante du christianisme doit se dérouler en Afrique selon la triangulation entre le magistère apostolique, le magistère théologique et le magistère prophétique. Il s'agit d'une exigence qui traverse l'œuvre théologique de Balthasar.

L'observation attentive de ces phénomènes politico-religieux m'a poussé à porter une attention soutenue à la théologie prophétique de l'historiographie deutéronomiste avec une concentration sur les cycles complémentaires d'Élie[131] et d'Élisée qui constituent le point culminant de cette recension deutéronomiste de l'histoire de la monarchie en Israël. Dans le récit de la chute du Royaume du Nord (II Rois 17, 7-23) et de la prise de Samarie, les auteurs exposent nettement la raison de cette *catastrophe nationale* : la rupture d'alliance consécutive aux cultes idolâtriques des Baals et des Ashéras et l'institutionnalisation de l'injustice sociale et de la violence politique envers les couches les plus pauvres de la société par des rois apostats. La chute de Samarie en 721 av. J.C et celle de Jérusalem en 587 av. J.C sont lues comme l'application des menaces de malédictions contenues dans les chapitres 27 et 28 du Deutéronome et de tous les prophètes préexiliques (Amos, Osée, Ésaïe, Jérémie,

---

profondeur, Éditions Bayard Africa, 2021 ; Edouard Adé, « Au-delà des idéologies. Une christologie pour l'Afrique », *Nouvelle Revue Théologique,* 2019/1/141, pp. 45-65 ; B. Kipanza Tumwaka, « Le ministère de guérison en Afrique. Chance et défi pour l'Église. », NRT 122 (2000), pp. 416-430 ; Gerrie ter Haar, *L'Afrique et le monde des esprits. Le ministère de guérison de Mgr Milingo, archevêque de Zambie*, Karthala, Paris, 1996 (Traduit de l'anglais par Paulette Géraud) ; Jean-Claude Mboka INGOLI, « Culture du Manioc au Congo-Kinshasa. Enchevêtrements des formes de vie », *Anthropologie et Sociétés*, vol 44/3/2020, pp. 91-108.

[131] Lire mon ouvrage : *Élie Le Tishbite, Prophète du feu et du silence. Une réappropriation autobiographique*, L'Harmattan, Paris, 2021.

Ézéchiel…). Pour Balthasar il n'y aura plus une autre avancée théologique majeure après l'exil à Babylone, jusqu'à la prédication prophétique de Jean-Baptiste qui annonce la prédication eschatologique de Jésus de Nazareth. C'est l'époque où les auteurs sacrés mettent la dernière main aux livres de la *Torah* et à l'historiographie deutéronomiste. Cette phase ultime de la fixation postexilique des corpus du Pentateuque et de l'historiographie deutéronomiste se déroule dans une tension soutenue entre la théologie sacerdotale et la théologie prophétique. Si *l'ancienne critique du Pentateuque*[132] privilégie l'antériorité chronologique des sources Yahvistes et élohistes (*salomoniennes*) en accordant l'autorité rédactionnelle ultime au courant sacerdotal, *la nouvelle critique du Pentateuque* inverse l'ordre des priorités en datant tardivement la rédaction finale durant et après l'exil à Babylone et en confiant l'autorité théologique finale au courant deutéronomiste.

Ma position personnelle consiste à détacher le deutéronome du Pentateuque et de l'historiographie deutéronomiste et à le considérer comme un livre autonome entre les mains de Dieu et qui sert simultanément de conclusion au

[132] Lire sa synthèse dense et magistrale des acteurs et des thèses des deux écoles engagées dans les débats contemporains sur la composition de la *Torah* : J. Briend, « La « Crise » du Pentateuque », *Revue de l'Institut Catholique de Paris,* 29/1989, pp. 49-62. Lire aussi : Olivier Artus, *Le Pentateuque, histoire et théologie, « Cahiers Évangile 156/2011 »*, Le Cerf, Paris & la synthèse sur les débats de l'ancienne et de la nouvelle critique historique et littéraire du Pentateuque : Albert de Pury & Thomas Römer, « Le Pentateuque en question : Position du problème et brève histoire de la recherche », in : Albert de Pury (Ed.), *Le Pentateuque en question*, Labor et Fides, Genève, 1989, pp. 9-80. Lire aussi toutes les contributions de l'ouvrage où se trouvent les principaux acteurs de la « nouvelle critique du Pentateuque » dans l'aire germanophone. L'article monumental d'Henri Cazelles s'impose par l'ampleur de son érudition et de son acribie : Henri Cazelles, « Le Pentateuque », DSB/1966, *Supplément au Dictionnaire de la Bible,* Paris, 1966, Vol VIII, col 736-858, p. 857.

Tétrateuque et d'introduction à l'historiographie prophétique chaque fois que les textes seront lus dans la foi ecclésiale et sous la mouvance de l'Esprit-Saint. J'ai donc caractérisé l'ancienne critique du Pentateuque[133] de *traditionaliste-structuraliste*, la nouvelle critique de *phénoménologique-moderniste* et ma propre position qui isole le deutéronome entre les mains de Dieu, de *mystique-prophétique* parce qu'elle fait fond sur l'action actuelle du Saint-Esprit lorsqu'un croyant lit aujourd'hui les écritures *in actu exercito*. Cette position normative du deutéronome lui vient de son autonomie doctrinale parmi les autres courants théologiques constitutifs de la *Torah* et du caractère synthétique de cette loi prêchée par Moïse comme son testament avant de mourir au bord du Jourdain, sur les plaines de Moab au sommet de la Pisga. C'est la confession de foi juive contenue dans le deutéronome qui sert de logiciel théologique aussi bien au Pentateuque qu'à l'historiographie deutéronomiste : « *ÉCOUTE, Israël ! Le SEIGNEUR notre Dieu est le Seigneur UN. Tu aimeras le Seigneur ton Dieu de tout ton cœur, tout ton être, de toute ta force.* » (**Deutéronome 6, 4**).

Nous sommes tous quelque part des hommes de l'Ancien Testament appelés à la conversion au Nouveau Testament. Le passage de l'ancienne à la nouvelle alliance repose complètement sur l'acte souverain de Dieu qui élit Jésus de Nazareth comme le messie pour toute l'humanité. Si dans le Deutéronome les promesses de bénédictions et les menaces de malédictions constituent les avertissements pour les auditeurs de l'ancienne alliance, le discours sur la montagne chez Matthieu rappelle le même dispositif judiciaire à travers les promesses de bonheur et les menaces de malheur. À travers sa prédication, sa passion, sa mort et sa résurrection,

---

[133] Pour approfondir, lire mon ouvrage : *LE PENTATEUQUE ET L'AFRIQUE. Une approche mystique, agricole et Bibliocratique*, L'Harmattan, Paris, 2021.

le Christ prend sur lui la malédiction de l'humanité pécheresse pour que le monde soit sauvé *par pure grâce*. L'ampleur, l'omniprésence et la nocivité des problèmes liés à la sorcellerie et au monde des esprits partout en Afrique requièrent une théologie prophétique de la libération holistique articulant l'un et l'autre testament dans une dynamique christologique, trinitaire et eschatologique. La situation sociale, politique et culturelle aujourd'hui en Afrique nous projette dans la période allant de la conquête de Canaan par Josué à l'exil à Babylone autour de la lutte totale entre Yahvé et les dieux des nations : les *Baals* et les *Ashéras*. La théologie et la pastorale ecclésiale en Afrique devraient mettre l'accent sur le discernement christologique et trinitaire des esprits à l'école de Saint Ignace dont s'inspire Balthasar d'un bout à l'autre de son œuvre monumentale.

Je signale ici la position du Cardinal Lustiger dans son ouvrage testamentaire : *La promesse*[134]. Il se considérait lui-même comme une « *provocation vivante* » en tant que juif, évêque et cardinal de l'Église catholique au lendemain de la Deuxième Guerre mondiale et de la solution finale orchestrée par le Nazisme d'Adolf Hitler. Il réaffirme l'élection divine d'Israël comme peuple choisi par Dieu pour témoigner de

---

[134] Cardinal Jean-Marie Lustiger, *La Promesse (« Mes yeux devancent la fin de la nuit pour méditer sur ta promesse. » (Psaume 119, 148),* Parole et Silence, Paris, 2002, p. 129. Lire ma recension de cet ouvrage dans : Benoît AWAZI MBAMBI KUNGUA (Dir.), *Dieu et l'Afrique. Une approche prophétique, émancipatrice et pluridisciplinaire, Afroscopie VI/2016* (Revue savante et pluridisciplinaire sur l'Afrique et les communautés noires), publiée par Le Cerclecad-Harmattan, Ottawa-Paris, 2016, *659 pages*, pp. 575-578. C'est autour du motif de « l'élection comme ratification du « choix éternel de Dieu » » et de « l'appel » qui en découle que Jean-Luc Marion a rendu hommage au Cardinal Lustiger lors de sa réception sous la coupole sur le fauteuil numéro 4 qu'occupa le Cardinal. Lire Jean-Luc Marion, *Discours de réception de Jean-Luc Marion à l'Académie française et Réponse de Mgr Claude Dagens, suivi de l'Allocution de Marc Fumaroli pour la remise de l'épée*, Bernard Grasset, Paris, 2010.

l'unicité de Yahvé face *aux dieux des nations* qui ne sont que *des néants* ; il rappelle les persécutions dont les juifs ont été victimes durant des siècles dans les nations chrétiennes d'Occident jusqu'au génocide hitlérien qui emporta sa propre mère dans des chambres à gaz à Auschwitz ; il stigmatise la résurgence du néo-paganisme de la modernité occidentale et de son État laïc qui rejette catégoriquement le christianisme dans la mouvance de l'Anti-Christ ; il relit le processus de marginalisation structurale du christianisme en Occident comme un signe qui montre qu'aucune civilisation n'a de privilège à revendiquer face à la grâce inconditionnelle de Dieu ; il confesse finalement sa foi en la fidélité unilatérale de Yahvé qui n'a pas rejeté le peuple de la première alliance et rappelle le rôle matriciel de l'Ancien Testament avec son monothéisme deutéronomique pour les peuples païens d'aujourd'hui : « *Aujourd'hui, de grandes civilisations païennes comme l'Inde sont encore restées étrangères à l'Occident judéo-chrétien. Actuellement, tout un courant théologique y prétend : « Pour nous l'Ancien Testament, ce sont les Écritures de l'Inde. » Cela revient à dire que l'Ancien Testament ne joue pas d'autre rôle que celui de substrat culturel par rapport au Nouveau.* ***Faudrait-il alors que la culture africaine archaïque et naturiste serait l'Ancien Testament de l'Afrique ?*** » Cette interrogation prophétique et iconoclaste du cardinal Lustiger doit être entendue dans toute sa portée théologique et pastorale aujourd'hui en Afrique avec la résurgence des divinités ethno-tribales du vodou en Afrique de l'Ouest, l'omniprésence des esprits dans les sociétés arabo-musulmanes d'Afrique centrale et orientale, et la prolifération du paganisme néo-pharaonique avec ses divinités solaires et animales et ses loges maçonniques orchestrées par *des pseudo-égyptologues*[135] *khamites* qui revendiquent un ~~« dieu~~

[135] Je fustige la montée de ces religions polythéistes et solaires d'Égypte pharaonique avec ses magies, ses idolâtries et ses loges maçonniques

~~pharaonique des Africains~~ » irréductible à Yahvé et à Jésus-Christ, considérés à tort comme des dieux des Blancs. L'élection d'Israël par Yahvé et le refus du Messie de Dieu par le peuple élu a poussé les apôtres à annoncer l'Évangile de Jésus-Christ aux païens. La théologie paulinienne de l'épître aux Romains doit être réactualisée aujourd'hui dans toutes ses harmoniques en méditant sur l'agir paradoxal et contradictoire de Dieu (*sub contrario latet*) dans la mort et la résurrection de Jésus, le Messie du Dieu crucifié. En effet : « *Car Dieu a enfermé tous les hommes dans la désobéissance pour faire à tous miséricorde. O profondeur de la richesse, de la sagesse et de la science de Dieu ! Que ses jugements sont insondables et ses voies impénétrables ! Qui en effet a connu la pensée du Seigneur ? Ou bien qui a été son conseiller ? Ou encore qui lui a donné le premier, pour devoir être payé en retour ? Car tout est de lui, et par lui, et pour lui. À Lui la Gloire éternellement ! Amen.* » (**Romains, 11, 32-36**).

J'ai aussi soutenu dans mes ouvrages antérieurs la thèse de l'exclusion culturelle et religieuse de l'Afrique de la matrice épistémologique et mathématique de la modernité occidentale. Contrairement à la diffusion superficielle des gadgets de la religion technologique et marchande du libéralisme qui envahit toute la planète, les schèmes cognitifs et culturels des sociétés africaines sont foncièrement façonnés par les religions traditionnelles africaines qui maintiennent des interactions continuelles entre *le monde visible* des humains et *le monde invisible de Dieu et des ancêtres.* Je relève succinctement trois raisons qui expliquent cette non-inscription de l'Afrique dans la philosophie moderniste : *cosmologique, anthropologique* et *sociologique.* Cette spéci-

---

dans mon ouvrage : B AWAZI MBAMBI KUNGUA, *Panorama de la Théologie Négro-Africaine Contemporaine,* L'Harmattan, Paris, 2003[1], 210 pages, 2021[2] (Deuxième Édition revue, corrigée et augmentée), 440 pages, pp. 254-280.

ficité africaine a été bien explicitée par Placide Tempels dans son ouvrage révolutionnaire : *Philosophie bantoue*[136]. Les Bantous ont une philosophie panvitaliste soucieuse d'accroître la force vitale qui vient de Dieu par *la médiation invisible* des ancêtres. *Leurs cosmogonies* reconnaissent le monde des humains, le monde entre-les-deux des esprits et le monde invisible de Dieu et des ancêtres. *Leurs anthropologies* définissent le composé humain comme constitué du *corps,* du *souffle de vie* et de *l'ombre (ou le double vital).* Cette anthropologie ternaire diffère du dualisme platonicien et cartésien, car elle considère l'ombre comme *la partie invisible de l'homme* qui est impliquée dans des opérations occultes des magies et sorcelleries africaines. Le corps est l'homme tel qu'il est perçu par les organes de sens, le souffle est l'énergie vitale qui anime la vie de l'homme et que Dieu nous retire en toute souveraineté à notre mort. L'ombre est le passage à la limite de la phénoménalité spatio-temporelle et matérielle du monde et échappe de facto à la saisie des sens. Les sorciers sont considérés comme des « *ennemis de la vie* » parce qu'ils entraînent des maladies qui déforcent la force vitale et pouvant conduire jusqu'à la mort progressive de leurs victimes. L'annonce de l'évangile aujourd'hui en Afrique doit regarder en face cette anthropologie ternaire en s'inspirant de la trilogie weberienne entre *le prêtre*, *le prophète* et *le sorcier/magicien* dans les textes de la *Torah* et des *Prophètes*. Je fais ici une analogie théologique avec l'invisibilité de la vie affective de l'homme chez Michel Henry dans toute son œuvre. *Le volet*

---

[136] Présence africaine, Paris, 2013 (Préface de Souleymane Bachir Diagne, Traduit du néerlandais par A. Rubbens). Lire ma recension de cet ouvrage ainsi que d'autres panoramas des philosophies africaines contemporaines, dans : Benoît AWAZI MBAMBI KUNGUA (Dir.), *Les Intellectuels africains au Canada : Missions, Figures, Visions et Leaderships*, *Afroscopie* V/2015 (Revue savante et pluridisciplinaire sur l'Afrique et les communautés noires), publiée par Le Cerclecad-Harmattan, Ottawa-Paris, 2015, 390 pages, pp. 378-388.

sociologique[137] comprend la modernité – à la suite d'autres sociologues (Jean Baechler[138]) – comme une exception

---

[137] Lire mes ouvrages autour de l'œuvre sociologique de Pierre Bourdieu : Benoît Élie AWAZI MBAMBI KUNGUA, *Emmanuel MACRON, Achille MBEMBE et LA FRANÇAFRIQUE. Une déconstruction théologico-politique,* L'Harmattan, Paris, 2021, 110 pages ; ID., *Pierre Bourdieu, le Savant et le Prophète. Les métamorphoses de la Sociologie critique et réflexive,* L'Harmattan, Paris, 2021 & ID., *INTRODUCTION À LA MÉTHODOLOGIE SOCIOLOGIQUE. Individualisme, Holisme, Capital, Champ, Réseau,* L'Harmattan, Paris, 2021.

[138] Dans mes recherches, je m'appuie régulièrement sur sa sociologie historique de la Modernité européenne. Tout en historicisant l'Europe par rapport aux grandes civilisations orientales (Inde, Chine, Perse…), Jean-Baechler comprend la modernité comme la « *seconde révolution civilisationnelle* » après celle du *Néolithique* (*Sédentarisation, Agriculture, Écriture, bureaucratie, urbanisation...*) La naissance de la science mécaniste et mathématique (Descartes, Galilée, Copernic…), l'irruption du capitalisme dans l'éthique protestante et calviniste, l'accélération de la division sociale du travail, la démocratisation, l'individu et la sécularisation des sociétés européennes constituent les caractéristiques idiosyncrasiques de cette Modernité – *une exception historique européenne* – en train de se mondialiser aujourd'hui, non sans susciter des résistances et révoltes altermondialistes. L'auteur remonte jusqu'à l'ontologie de Parménide qui pose l'immutabilité de l'Être absolu et le mouvement comme l'indice de la finitude et de la mortalité de la créature. La première conséquence philosophique de cette percée gnoséologique consiste à prendre conscience que la science moderne n'est valable que pour des esprits finis et les lois mathématiques découvertes sont des créations éternelles de Dieu (*Descartes avec sa théorie de la création par Dieu des vérités mathématiques qui sont éternelles*). L'une des questions discutées par l'auteur est de comprendre comment cette exclusivité européenne est en train de se mondialiser dans les autres aires culturelles non européennes/occidentales. « La géométrie est une exclusivité européenne depuis lors, complètement absente des autres aires culturelles. Or l'intuition fondamentale de Galilée fut que « *la nature est écrite en langage géométrique ». En fait, il s'est trompé, elle est écrite en langage numérique, et non géométrique ». sed culpa felix !* » (*Le capitalisme. II. L'économie capitaliste*, Gallimard, Paris, 1995, p. 75). Lire aussi : *Le Capitalisme. I. Les origines,* Gallimard, Paris, 1995 & M. Clavelin, *La Philosophie naturelle de Galilée. Essai sur les origines et la formation de la mécanique classique,* Armand Colin, Paris, 1968.

européenne dans l'histoire de l'humanité dont les traits spécifiques sont : la naissance de la géométrie, de la mathématisation des lois de la nature, du capitalisme, de la démocratie et de l'individualisme philosophique. Le processus actuel de désintégration accélérée des institutions politiques, sociales et académiques laissées par la projection coloniale et missionnaire de l'Europe suffit pour corroborer ma thèse de l'exclusion de l'Afrique de la Modernité occidentale. L'intrication entre la vie religieuse et la vie politique et l'impossibilité ontologique de dégager un « espace sécularisé de la laïcité » à l'occidentale explique l'échec cuisant de la « greffe de l'épistémologie politique de l'État libéral » dans les sociétés anomiques de la postcolonie. Nous assistons aujourd'hui en Afrique à une juxtaposition mécanique entre les institutions bloquées de la postcolonie et les logiques ethno-tribales de la chefferie traditionnelle qui les animent de l'intérieur. Cette « schizophrénie sociale » ouvre un vaste chantier pour repenser l'articulation entre le politique, l'économique et le religieux dans les kléptocraties de la postcolonie africaine. Il s'agit d'une tâche exigeante qui passe par la déconstruction de la science politique africaniste produite par les chercheurs occidentaux qui plaquent sur les sociétés africaines postcoloniales une conceptualité (L'État[139],

---

[139] Lire notre revue : Benoît AWAZI MBAMBI KUNGUA (Dir.), *Philosophies africaines, Études postcoloniales et Mondialisation néolibérale. Variations africaines et diasporiques, Afroscopie VIII/2018* (Revue savante et pluridisciplinaire sur l'Afrique et les communautés noires), publiée par Le Cerclecad-Harmattan, Ottawa-Paris, 2018, 716 pages ; Benoît AWAZI MBAMBI KUNGUA (Dir.), *L'inexistence de ~~l'État~~ en Afrique contemporaine et l'opérationnalisation des alternatives politiques émancipatrices, Afroscopie IX/2019* (Revue savante et pluridisciplinaire sur l'Afrique et les communautés noires), publiée par Le Cerclecad-Harmattan, Ottawa-Paris, 2021 & Benoît AWAZI MBAMBI KUNGUA (Dir.), Dieu, Jean-Marc Ela, ENGELBERT MVENG ET L'AFRIQUE : *Vers un christianisme africain autonome fécondé par une théologie de la libération prophétique et trinitaire, Afroscopie X/2020* (Revue savante et pluridisciplinaire sur l'Afrique et

la laïcité, l'athéisme, la croissance...) philosophique et politique anachronique, hétérogène et obsolète.

À la suite des théologiens prophétiques de la libération holistique tels que Hebga et Milingo, je m'investis dans ce chantier explosif des sorcelleries et du monde des esprits qui constituent l'épicentre des crises africaines contemporaines et requièrent la mobilisation ecclésiale des équipes pluridisciplinaires pour y trouver des solutions théologiques et pastorales. Une approche sociologique, anthropologique et phénoménologique de la violence symbolique du monde occulte des sorcelleries et des esprits, constitue un préalable incontournable pour saisir l'ampleur, la profondeur et la gravité de leurs méfaits dans l'aggravation des crises protéiformes africaines. Les Églises ne peuvent pas accomplir leur mission d'annonce de l'Évangile de Jésus-Christ en ignorant ces faits sociaux totaux et les violences matérielles et symboliques qu'ils charrient. Il ne s'agit pas de voir le diable partout, mais de nous exercer au discernement théologique et ecclésial des esprits et d'initier une pastorale conséquente de l'exorcisme trinitaire[140] lorsque des cas de possession diabolique auront été théologiquement corroborés par les autorités ecclésiales idoines.

---

les communautés noires), publiée par Le Cerclecad-Harmattan, Ottawa-Paris, 2021.

[140] Lire mes analyses dans : « Réceptions francophones et africaines de la théologie trinitaire de la croix et de l'espérance eschatologique de Jürgen Moltmann », Préface Professeur Benoît Élie AWAZI MBAMBI KUNGUA à l'ouvrage de Rodolphe GOZEGBA – de – Bombémbé, *L'espérance et le Dieu Crucifié. La réception de l'œuvre de Jürgen Moltmann dans la théologie francophone,* L'Harmattan, Paris, 2021.

Conclusion :

« *Au Seigneur notre Dieu sont les choses cachées, et les choses révélées sont pour nous et nos fils à jamais, pour que soient mises en pratique toutes les paroles de cette Loi.* » **(Deutéronome 29, 28).**

« *(...) Lorsque viendra L'Esprit de Vérité, il vous fera accéder à la Vérité tout entière. Car il ne parlera pas de son propre chef, mais il dira ce qu'il entendra et il vous communiquera tout ce qui doit venir. Il me glorifiera car il recevra de ce qui est à moi et il vous le communiquera. Tout ce que possède mon Père est à moi ; c'est pourquoi j'ai dit qu'il vous communiquera ce qu'il reçoit de moi.* » **(Jean 16, 13-15).**

Le christianisme est une révélation complète qui commence de la genèse à l'apocalypse, de l'ancienne alliance à la nouvelle alliance en Jésus-Christ, à la fois victime, prêtre et unique médiateur entre Dieu et les hommes. Le premier corollaire de cette affirmation initiale consiste à relever l'impossibilité d'une pré-compréhension gnostique de l'amour infini de Dieu en Jésus-Christ en vue du salut du genre humain. Aussi bien Balthasar que Henry, ils élaborent leurs œuvres en confessant cette impossibilité pour la raison humaine d'objectiver a priori cette révélation paradoxale de Dieu dans l'horizon transcendantal de la philosophie rationaliste de l'Être et de la conscience, condition de possibilité de l'objectivité des sciences physico-mathématiques de la nature. Dieu est le *Tout-Autre* et le *Non-Autre* par excellence et il échappe principiellement à la sphère gnoséologique de la lumière du monde en s'auto-révélant dans la nuit de son mystère absolu. *Les deux auteurs combattent les prétentions de la gnose philosophique et rationaliste de l'idéalisme allemand et du rationalisme de la Modernité scientifique et technique qui s'illusionne sur ses capacités cognitives.* Non seulement en tant qu'une créature jetée dans le monde pour y mourir l'homme est incapable de s'extraire de sa condition mortelle, mais aussi il est impuissant face aux étants du monde qu'il n'a pas créés. La méthode historico-critique, un avatar de l'idéalisme allemand et des gnoses issues de la philosophie transcendantale de la Modernité occidentale, est complètement disqualifiée face à l'auto-révélation de la Vie absolue de Dieu par laquelle il se promeut de toute éternité dans la phénoménalité avant toute auto-extériorisation de la lumière du monde.

Je termine en récapitulant 4 pistes à explorer :

1/ La lecture croisée de Balthasar et de Henry m'a montré leur convergence dans une approche résolument phénoménologique et sotériologique de la révélation chrétienne et la place de la mystique dans la compréhension croyante du mystère chrétien. Si en phénoménologie « *la possibilité va plus haut que l'effectivité* » et que « *toute intuition donatrice originaire constitue une source de droit pour la connaissance* », alors la prophétie est l'accomplissent théologique de toute phénoménologie idéale parce que Dieu seul peut actualiser tous les possibles de son entendement infini. Pour ce cas précis, la phénoménologie de la Vie divine développée par Michel Henry se transmute en prophétie au sens où c'est Dieu lui-même qui est l'agent de *son auto-révélation absolue dans la nuit de l'affectivité* totalement hétérogène à la lumière de l'horizon transcendantal du monde et des sciences physico-mathématiques qui président à son organisation, à ses idéologies, à ses gnoses et à ses idolâtries. *L'union de l'âme créée à la Déité éternelle est l'œuvre d'une action explicite d'amour infini de Dieu pour sa créature.*

2/ Dans le premier volume de la *Gloire et de la Croix*, Balthasar fait une percée décisive en soutenant que la théologie fondamentale (*apologétique*) est *une question de voir une figure* et la théologie dogmatique *est une doctrine de l'extase et du ravissement dans l'amour du Dieu invisible*. Celui qui a vu est ravi, ajoute-t-il. Le tournant phénoménologique de la théologie au XXe siècle a trouvé sa réalisation exemplaire dans le triptyque balthasarien de l'esthétique théologique, de la dramatique divine et du théologique. Il s'agit fondamentalement d'une approche phénoménologique de la révélation trinitaire. Et cela rejoint pour l'essentiel la phénoménologie de la Vie divine et de la naissance immanente de Dieu dans l'âme chez Michel Henry. Dans ses prières et extases mystiques, Adrienne von Speyr parle des « *visions du Père* » en faisant référence à la manière de voir et à l'atmosphère particulière du Père. Nous sommes ici en présence d'une mystique qui requiert la contemplation de la vie trinitaire dans la prière et l'adoration qui s'y déroulent d'éternité en éternité. Ces visions du Père sont accompagnées par des « *enfers de la mission* » ou des « *extases infernales* » qui sont des expériences de révélation objective du Christ à son Église à travers son Esprit qui l'inspire. Toutes ces expériences de révélation apocalyptique sont liées à la kénose du Fils obéissant au Père dans le mystère du samedi saint.

3/La *question de l'extase* doit être explicitée davantage : Pour Balthasar « l'extase » est une conséquence théologique de la perception de la *Gestalt* du Christ qui apparaît d'elle-même et selon ses propres canons herméneutiques. Celui qui a vu (*théologie fondamentale de la perception de la figure*) est ravi dans l'amour de l'invisible (*théologie dogmatique*). *La figure du Christ doit et veut s'interpréter elle-même*. Par contre, à partir de l'hétérogénéité radicale entre la phénoménalité ekstatique et déréalisante du monde et la phénoménalité affective et immanente de la Vie divine, Henry rejette tout écart (*ekstase mondaine*) dans l'essence invisible et inconnaissable de l'Absolu. Mais en soutenant – à la suite de maître Eckhart – l'unité de l'essence de la Déité et de l'essence de l'âme, Henry se situe complètement hors de tout monde, et donc dans **l'Éternité du Dieu, qui est Père, Fils et Saint-Esprit**. Il y a donc lieu de parler d'une « *extase* » de l'âme dans la déité du Dieu éternel *par pure grâce*. Parce que c'est Dieu lui-même qui est l'Unique agent opérateur de cette union de l'âme et de la Déité increéée, nous sommes de facto dans la contemplation éternelle et angélique. Vers la fin de sa vie, Henry parlait de *la phénoménalité de l'ange* à partir d'une approche phénoménologique de la *gnose*[141]. Le chemin réflexif effectué dans cet article m'a rendu sensible à la question de « *l'extase* » qui caractérise toute prophétie et toute mystique bibliques. En guise d'illustration, je citerai l'extase du prophète Élie qui a entendu une « *voix de fin silence* » dans la grotte au pied de la montagne de Dieu, l'Horeb. L'expression « *QOL DeMAMA DAQQA* » qui n'apparaît qu'une seule fois dans la Bible (Rois 19, 12) revient à plusieurs reprises dans les chants pour l'holocauste du sabbat dans la communauté essénienne de Qumrân[142]. Elle vise l'adoration silencieuse des anges dans la liturgie céleste, où ils adorent Yahvé sans paroles articulées en imitant le silence même de Dieu. Nous sommes en présence

---

[141] M. Henry, « La vérité de la Gnose », in : Natalie Depraz et Jean-François Marquet (Dirs.), *La Gnose, une question philosophique. Pour une phénoménologie de l'Invisible*, Cerf, Paris, 2000, pp. 19-29. (Actes du Colloque « Phénoménologie, Gnose et Métaphysique », qui s'est tenu les 16-17 octobre 1997 à l'Université de Paris IV-Sorbonne.

[142] Voir l'étude magistrale de Jacques Briend, « Élie et l'expérience de Dieu », in : *Dieu dans l'Écriture*, Cerf, Paris, 1992, pp. 138-186. Sur les pratiques mystiques et extatiques des esséniens, je renvoie à l'ouvrage classique de A. Dupont-Sommer, *Les Écrits esséniens découverts près de la Mer morte*, Payot, Paris, 1959.

d'une *extase*[143] *apophatique* (de *type négatif*) d'Élie exprimée par l'oxymore (« *Une Voix de fin silence* »). Cette extase prophétique d'Élie doit être corrélée à l'extase mystique de Moïse qui voyait la forme (*Temouna,* silhouette) de Yahvé (Nombres 12, 8) ou son dos (Exode 33, 20-23). Aussi bien chez Balthasar, Adrienne von Speyr et Henry, la vision de la figure du Christ, de la face du Père ou de l'union de l'âme avec la Déité sont des résultats de *l'action unilatérale de Dieu* dans l'âme de la personne qui s'est dépouillée d'elle-même (l'élu) dans la pauvreté, l'humilité et l'amour de Dieu, *à qui rien n'est impossible*. L'ultime « prière prophétique de Jésus » chez Jean fait explicitement référence à cette expérience extatique et mystique du ravissement du croyant au ciel : « *Père, je veux que là où je suis, ceux que tu m'as donnés soient eux aussi avec moi, et qu'ils contemplent la Gloire que tu m'as donnée, car tu m'as aimé dès avant la fondation du monde*. » (Jean 17,24).

---

[143] Je tire cette notion d'« *extase de type négatif* » dans l'article inspirant de Michel Masson, « L'Expérience mystique du Prophète Élie : *Qol D^emama Daqqa », Revue de l'Histoire des Religions*, CCVIII-3/1991, pp. 243-271. L'auteur affirme qu'il s'agit de la toute première extase mystique dans l'Histoire de l'Humanité : « *Cette interprétation pourrait intéresser l'historien des religions car, d'abord, elle contribue à préciser le peu que nous savons du prophète Élie ; il se pourrait même qu'elle mène à reconsidérer très notablement l'opinion que nous avons de ce personnage. D'autre part, elle enrichit la connaissance de la mystique juive – apport qui mérite d'autant plus d'être souligné que, pour ce qui concerne la Bible,* ***nous ne disposons guère que d'une seule relation explicite d'extase, celle de la vision d'Ézéchiel.*** *Enfin, si, comme on s'entend à le considérer, le cycle d'Élie remonte à une haute Antiquité,* ***on disposerait là du plus ancien récit d'extase non seulement du monde juif mais, sans doute, de toute l'humanité.*** », *Id., Ibid.*, p. 269.

4/ Ma fréquentation de certains mystiques juifs[144] tels que Abraham Heschel[145], Gershom Scholem et Isaac Louria m'a rendu sensible à la « *théologie du Pathos de Dieu* » à travers les pérégrinations de *la Shekinah* sur les routes poussiéreuses de l'esclavage, de l'exil et de la mort. Les conséquences du péché originel sont tellement prises au sérieux dans la mystique kabbaliste de Louria qu'il arrive à reconnaître une fissure dans le Nom propre de Dieu, entre les lettres **YH** et **WH**. La *Kabbale* de Louria pose deux explosions dans l'essence de Dieu vers l'extériorisation du monde et vers la concentration de l'essence de Dieu en un point de sa *Shekinah.* C'est la raison pour laquelle la tâche du mystique juif consiste à unifier le Nom de Dieu et réparer l'harmonie originaire qui a été détruite par le péché originel de l'humanité, cette action de réparation et de guérison du monde est appelée « ***Tikkûn*** » dans la kabbale de Louria : « ***Unifier le Nom de Dieu****, comme l'indique le terme, n'est pas simplement accomplir un acte d'aveu et de reconnaissance de la Royauté de Dieu, c'est plus que cela ;* ***c'est une action*** *plutôt qu'un acte.* ***Le Tikkûn restaure l'unité du Nom de Dieu qui a été détruite par la faute originelle****. Louria parle des lettres* ***YH*** *comme étant arrachées de* ***WH*** *dans le nom de* ***YHWH*** *; tout véritable acte religieux est dirigé vers le même but.* »[146]

---

[144] Lire mes développements dans mon ouvrage : *Le Dieu Crucifié en Afrique. Esquisse d'une Christologie négro-africaine de la libération holistique, op. cit.,* pp. 249-287.

[145] A.-J. Heschel, *The Prophets*, Harper and Row Publishers, New York, 1962[1], Perennial Classics, New York, 2001[2]. Lire aussi l'article récent de sa fille : Susannah Heschel, « Ecstasy versus Ethics : The Impact of The First World War on German Biblical scholarship on the Hebrew Prophets », in : Andrew Mein, Nathan MacDonald & Matthew A. Collins, *The First World War and the Mobilization of Biblical Scholarship*, T & T clark, London. New York. Oxford. New Delhi, 2019.

[146] Id., *Ibid.,* pp. 292-293.

CONCLUSION GÉNÉRALE DE MON AUTOBIOGRAPHIE

Voilà mon **Cher disciple Alphée/Élisée Mpassi** des idées suscitées par tes réactions écrites sur la nécessité d'une réappropriation théologique et philosophique responsable de l'Évangile de Jésus-Christ en Afrique en fournissant tout le travail colossal d'explicitation critique et responsable des catégories épistémologiques et politiques de la Modernité occidentale dans nos sociétés africaines contemporaines.

Car c'est une Église aux prises avec la crise moderniste qui est venue en Afrique à partir de la grande épopée missionnaire concomitante à la conférence coloniale de Berlin (15 novembre 1884 au 26 février 1885). Nous avons à apporter toute notre contribution théologique et légitimement ambitieuse sans tomber dans la fausse modestie et le faisceau de complexes d'infériorité issus de l'insertion séculaire et servile des Africains dans la Géopolitique hégémonique de la Modernité occidentale depuis le XVe siècle jusqu'aujourd'hui. Il faudra ausculter davantage nos traditions culturelles et religieuses dans notre rencontre effective avec le Dieu Trinité aujourd'hui en Afrique. C'est avec les forces et les faiblesses, les ombres et les lumières de nos traditions anthropologiques et cosmologiques que nous avons à vivre notre foi à la suite du Christ en ce début agité du XXIe siècle dans la géopolitique néolibérale.

Je te remercie car tu m'as donné l'opportunité de réfléchir après coup sur mon autobiographie intellectuelle dont ce texte constitue le premier jalon. Si Dieu me prête vie, je publierai une version plus étoffée et plus ambitieuse dans 20 ans, soit à 71 ans, comme l'a fait l'un de mes maîtres Paul Ricœur. Je dois continuer de réfléchir et de publier chaque jour avec la grâce de Dieu.

Salutations néo-libermaniennes, deutéronomistes, divinatoires, prémonitoires, prophétiques et thérapeutiques

Nabî Benoît Élie AWAZI MBAMBI KUNGUA,
Prophète-Président du CERCLECAD (Ottawa, Canada).

Courriels : benkung01@yahoo.fr
& nabiawazi@gmail.com

Bibliographie générale du Professeur Benoît AWAZI MBAMBI KUNGUA (2002-2022)

(Docteur en Philosophie et Sciences sociales de l'Université Paris IV-Sorbonne, avec une thèse de Philosophie sous la direction du Professeur Jean-Luc Marion de l'Académie française et titulaire d'Un DEA de Théologie catholique de l'université Marc Bloch, Strasbourg II).

Philosophe, Sociologue et Théologien
Courriels : benkung01@yahoo.fr & nabiawazi@gmail.com

Prophète-Président Fondateur du Centre de Recherches Pluridisciplinaires sur les Communautés d'Afrique noire et des diasporas (CERCLECAD, www.cerclecad.org, basé à Ottawa, Canada, Président du CERCLECAD (Ottawa, Canada, https://cerclecad.org/)

Fiche d'auteur chez l'Harmattan : https://www.editions-harmattan.fr/index.asp?navig=auteurs&obj=artiste&no=7798

Recension de mes deux ouvrages dans Le Monde diplomatique de juillet 2009, Lectures p. 24 (https://www.monde-diplomatique.fr/2009/07/CONCHIGLIA/17578)

AFRIQUE.

LE DIEU CRUCIFIE EN AFRIQUE ET PANORAMA DES THEOLOGIES NEGRO-AFRICAINES ANGLOPHONES. – Benoît AWAZI MBAMBI KUNGUA, *L'Harmattan, Paris, 2008, deux tomes : respectivement 330 pages, 31 euros, et 283 pages, 27,50 euros.*

Théologien érudit, l'auteur propose une interprétation de la crise africaine, qu'il date de l'« *irruption de la modernité occidentale au XVI*[e] *siècle* » – traite, esclavage, colonisation, néocolonialisme. L'élaboration d'une théologie de la libération holistique devant, selon lui, permettre le dépassement de la médiation épistémologique, politique du christianisme colonial. La tâche peut paraître rude si l'on songe aux conditions de l'accueil de l'Évangile par les Africains ; celles d'un « *processus barbare et déshumanisant d'annihilation anthropologique* ». Contrairement à l'Amérique latine, où l'éclosion d'une pensée chrétienne libératrice s'est située dans la lutte de la majorité de paysans pauvres contre une minorité capitaliste rapace, en Afrique noire c'est l'homme lui-même qui a été vidé de son humanité, qui a été « *annihilé* », écrit-il. D'où la spécificité d'une théologie africaine de la libération, et l'émergence d'un « christianisme solidement arrimé dans la culture, la métaphysique et la mystique négro-africaine ». Un terrain fertile, dont ont surtout profité les Églises évangéliques du spectacle importées des Amériques.

Augusta CONCHIGLIA
(Journaliste au *Monde diplomatique*).

- ***Recension de mes 2 ouvrages en anglais par le pasteur évangélique Robert J. VAJKO.***

Robert J. VAJKO
Evangelical Alliance Mission, Bloomington, Indiana, US
Courriel : bobvajko@gmail.com

Voici en quels termes il clôt sa brillante recension de mes ouvrages :

« *Whether one agrees with his writings or not, anyone wanting to understand African sub-Saharan theology as seen by an accomplished African thinker needs to work his way through Awazi's analysis – a "réappropriation" of Western scholastic theology in the direction of a theology more immersed in the mystical and liberation theology of Moltmann and Metz, and centered in the crucified and risen God who suffers along with the oppressed and longs for their liberation* »

Robert J. VAJKO
Evangelical Alliance Mission, Bloomington, Indiana, US
Courriel : bobvajko@gmail.com
Robert J. Vajko
Evangelical Alliance Mission, Bloomington, Indiana, US
(http://booksandjournals.brillonline.com/docserver/01689789/v28n1_s15.pdf?expires=1365462778&id=id&accname=guest&checksum=242B9DCCB54B3BD00EC1D8581BAE7C6B)

Book Reviews / Mission Studies 28 (2011) 117–148, p.129

***Panorama des théologies négro-africaines Anglophones*. By Benoît AWAZI MBAMBI KUNGUA, Paris, France, L'Harmattan 2008. Pp. 283. €27.50. *Le Dieu Crucifié en Afrique*. By Benoît AWAZI MBAMBI KUNGUA. Paris, France, L'Harmattan,** 2008. **Pp. 330. €31.**

- **Mission Studies**
- ISSN : 0168-9789, Online ISSN : 1573-3831
- DOI : 10.1163/157338311X573652
- Volume 28, Issue 1, pages 129-131

Panorama des théologies négro-africaines Anglophones. Le Dieu Crucifié en Afrique

***Panorama des théologies négro-africaines Anglophones*. By Benoit AWAZI MBAMBI KUNGUA. Paris, France, L'Harmattan 2008. Pp. 283. €27.50. *Le Dieu Crucifié en Afrique*. By Benoit AWAZI MBAMBI KUNGUA, Paris, France, L'Harmattan 2008. Pp. 330. €31.**

Given the amazing growth of the church in sub-Saharan Africa, one dare not be ignorant of the new theologies developing there. **Benoit AWAZI MBAMBI KUNGUA**, professor of modern philosophy and metaphysics at the University of St. Paul in Ottawa, Canada, gives us a multi-disciplinary survey in the first of these two books. What he calls his "heuristic and hermeneutical hypothesis" is that "The western and missionary Christianity planted in Africa during its military, political, and cultural colonization will become effectively and authentically black African if, and only if, African Christians lay foundations characterized by theological and hermeneutical liberty in re-appropriating the mystical, theological, metaphysical, and political resources of the Christian faith by a long, patient, and demanding labor" (15, my translations here and below). The French word "*réappropriation*" identifies his concern to take theology strongly influenced by Western culture and thought patterns and rebirth it to fit the African context.

He summarizes his views of the various theologies by stating that the answer to this new appropriation lies in the mystery of the Trinity and the incarnation. The specific contribution of Africans will be characterized by what he describes as a certain *mystique* (16). He lists key traits of black African culture, starting from the primacy of God over nature and moving all the way to what he calls "the black African theo-therapy of holistic liberation" (16), thus developing a more holistic approach particularly in the light of the invisible world so important in African thought.

The book is divided into two main sections. The first deals with the principal currents of Anglophone black African theology and the second with black African liberation theologies in the context of neoliberal globalization. The positive aspect of this tome is its tremendous sweep of African Anglophone theologies in one volume. The author criticizes Western theologies that tend to downplay praxis – a dimension powerfully developed in African theological approaches. This volume shows the relevance of a more globally-oriented theology developed in the light of various cultural contexts.

Nevertheless, this reviewer is concerned lest, in seeking to contextualize, the context takes precedence over text in the building of a theology. A. O. Balcomb divides African theologies into theologies of being (focused on African identity; north of the Limpopo) and theologies of bread (emphasizing liberation; south of the Limpopo). To what degree, one might ask, does "being" or "bread" skew theology ? This reviewer wonders to what degree Awazi is aware of more recent research showing Africa as the seedbed of Western theology. Does this not change the idea that Africa was westernized in her theology ? Thomas Oden's 2007 *How Africa Shaped the Christian Mind: Rediscovering the African Seedbed of Western Christianity* challenges Awazi's assumptions.

Two technical matters also need pointing out. First, the table of contents tends to confuse main headings, which in some cases have only one sub-heading. Second, the author calls evangelicals "évangélistes" instead of "évangéliques," the proper appellation in French.

In his second book, *Le Dieu Crucifié en Afrique*, Awazi considers the theologies of Jürgen Moltmann and Johann Baptist Metz, which he believes are crucial for the development of a truly African theology that will deal with African needs today. This volume is divided into three parts. The first presents the theological approaches of Moltmann and Metz. Awazi explains, "Our reading of the political theologies of J. Moltmann and J. B. Metz is an interpretation and a reflective re-appropriation and critique which will put into work the subtle triple hermeneutic involving understanding, explanation, and application" (11–12). This triple hermeneutic is certainly important in order to move from Scripture to theology but, in spite of his concern to apply this for the African context, it seems to this reviewer that Awazi is using a theology molded in a European context and birthing it in Africa. He explains the conceptual center of Moltmann's thinking in *The Crucified God*: "J. Moltmann radicalizes the Lutheran break-through in an understanding of the *crucified God* by an integration of the cross into the very center of the intra-Trinitarian relations in God himself" and "the specific character of the Christian faith consists in the conjugation of the cross and the trinity" (51). This mutuality or *perichoresis* leads to suffering on the part of God, which in turn leads to a meaningful theology for the downtrodden and oppressed.

He parallels this with Abraham Heschel's *pathos de Dieu* theology that he will develop more fully later on in his book. Out of God's suffering comes a concern for suffering and righteousness seen in what Awazi calls "holistic liberation theology." This move comes about as a "confession of faith in the crucified God that calls the believer to an active engagement alongside all movements that fight for sociopolitical and cultural liberation of all popular layers of society who are excluded from the benefits of the technology and information of globalization" (65). Yet this reviewer doubts that this conceptual leap from Moltmann's interpretation of the Trinitarian suffering of the cross to a political theology can be justified through the concept of *perichoresis*, the mutual indwelling of the persons of the Trinity. Some would question whether either of Moltmann's concepts – his notion of hope or of the inner suffering of the Trinity – can be the basis for the building of a complete theology.

Awazi then considers the importance of a philosophical and epistemological critique, and presents the analyses of Herbert Marcuse, Jürgen Habermas, and Martin Heidegger in relation to the present techno-scientific ideology that strongly influences present-day Africa. He shows his aversion to the dominant "instrumental reason" and "unidimensional" approach that reduces humans to automats. He criticizes "the scientific and instrumental rationality of Western modernity [that is] forgetful of the religious and transcendent dimension of man" (232). In particular this approach violates the African worldview on the relation between the visible and the invisible. The answer for Africa is, according to Awazi, the theory of "communicative action" as elaborated by Habermas (194).

The second part seeks to lay the foundations for what Awazi calls a black African Christology of sociopolitical liberation as seen by three African theologians: Engelbert Mveng, Eboussi Boulaga, and Jean-Marc Ela.

In the third part, he seeks to lay the foundations for a black African Christology of holistic liberation. Awazi states that an all-out attack on sorcery and black magic based on the supremacy of the crucified and risen God is the key to a new freedom for Africans. He states that charismatic churches are able to make an epistemological break from the Western theology of the past that had little place for the invisible world of the supernatural – including both benevolent and malevolent beings, a weakness already explained by anthropologist Paul Hiebert, who called it "the flaw of the excluded middle" in Western worldviews.

Awazi closes with an attempt to see how "divine suffering" as interpreted by Abraham Heschel and how what he calls a "geographical, phenomenological, and theological reading" of 1 King 19:1–19 can help in understanding the mystical part of a truly holistic theology of liberation.

Whether one agrees with his writings or not, anyone wanting to understand African sub-Saharan theology as seen by an accomplished African thinker needs to work his way through Awazi's analysis – a "réappropriation" of Western scholastic theology in the direction of a theology more immersed in the mystical and liberation theology of Moltmann and Metz, and centered in the crucified and risen God who suffers along with the oppressed and longs for their liberation.

Robert J. VAJKO

Evangelical Alliance Mission, Bloomington, Indiana, US

Courriel : bobvajko@gmail.com

*__Publications scientifiques et académiques.__

* __I. Les Ouvrages__

□,***B AWAZI MBAMBI KUNGUA,** *Panorama de la Théologie Négro-Africaine Contemporaine,* L'Harmattan, Paris, **2003[1], 210 pages, ISBN : 2-7475-3490-1, Prix : 18 euros, 2021[2] (Deuxième Édition revue, corrigée et augmentée), ISBN : 978-2-343-22491-6, 440 pages, Prix : 39 euros.**

□ ***ID.**, *Donation, Saturation et Compréhension. Phénoménologie de la Donation et Phénoménologie Herméneutique : Une alternative ?,* L'Harmattan, Paris, 2005, **310 pages, ISBN : 2-7475-8743-6, Prix : 25,5 euros.** (« Collection ''Ouverture Philosophique'' »).

□*ID., ***Panorama des Théologies négro-africaines anglophones*, L'Harmattan, Paris, 2008,** 283 pages, ISBN : 978-2-296-06056-2, Prix : 27,50 euros. **(''Collection ''Églises d'Afrique'').**

□***ID.**, *Le Dieu Crucifié en Afrique. Esquisse d'une Christologie négro-africaine de la libération holistique,* L'Harmattan, Paris, 2008, **330 pages, ISBN : 978-2-296-05864-4, Prix : 31 euros. (Collection Églises d'Afrique).**

□***ID.**, *De la Postcolonie à la Mondialisation néolibérale. Radioscopie éthique de la crise négro-africaine contemporaine,* L'Harmattan, Paris, 2011, **204 pages, ISBN : 978-2-296-54944-9, Prix : 20,50 euros** (« Collection Études Africaines »).

□*ID, *Déconstruction phénoménologique et théologique de la modernité occidentale : Michel Henry, Jean-Luc Marion et Hans Urs von Balthasar*, L'Harmattan, Paris, 2015, **316 pages**, **ISBN : 978-2-343-03719-6, Prix : 33 euros.**

□*ID., *Le Tournant prophétique des théologies négro-africaines contemporaines. De l'Auto- Performativité de la Deutérose,* L'Harmattan, **Paris, 2021, 384 pages, ISBN : 978-2-343-22664-4, Prix : 38 euros.**

□*ID., ***DIEU ET LE CONGO. CONGOSOPHIE, CONGOTHÉRAPIE ET CONGOPRAXIS*, L'Harmattan, Paris, 2021.**

□*ID., ***COMPENDIUM DES PRÉFACES DANS UNE PERSPECTIVE PLURIDISCIPLINAIRE ET ÉMANCIPATRICE (2015-2021)*, L'Harmattan, Paris, 2021**

□*ID., ***CHRONIQUES PRÉSIDENTIELLES DU CERCLECAD. Dits, Écrits et Actes (2007-2020)*, L'Harmattan, Paris, 2021**

□*ID., ***LE PENTATEUQUE ET L'AFRIQUE. Une approche mystique, agricole et Bibliocratique*, L'Harmattan, Paris, 2021.**

□*ID., ***Élie Le Tishbite, Prophète du feu et du silence. Une réappropriation autobiographique*, L'Harmattan, Paris, 2021.**

□*ID., ***Le Pape François, ''De Laudato si'' à ''Fratelli Tutti''. Une Herméneutique philosophique, politique et*** *théologique,* **Les Impliqués/L'Harmattan, Paris, 2021, 148 pages, ISBN : 978-2-343-22721-4, Prix : 16,50 euros**

□***ID.**, ***LE COVID-19 : UN GÉNOCIDE HUMANITAIRE ? Une Déconstruction pluridisciplinaire, L'Harmattan, Paris, 2021.***

□***ID.**, ***Pierre Bourdieu, le Savant et le Prophète. Les métamorphoses de la Sociologie critique et réflexive,*** **L'Harmattan, Paris, 2021.**

□***ID.**, ***INTRODUCTION A LA MÉTHODOLOGIE SOCIOLOGIQUE. Individualisme, Holisme, Capital, Champ, Réseau,*** **L'Harmattan, Paris, 2021.**

□***ID.**, **Pour une Philosophie de l'Éditorial dans le Cerclecad.** ***Pluridisciplinarité, Transversalité, Intertextualité et Réticularité,*** **L'Harmattan, Paris, 2021.**

□***ID.**, ***Emmanuel MACRON, Achille MBEMBE et LA FRANÇAFRIQUE. Une déconstruction théologico-politique***, L'Harmattan, Paris, 2021, 110 pages, ISBN : **978-2-343-23603-2, 13 euros.**

□***ID.,** ***Mystique et Résurrection : Une approche phénoménologique et trinitaire.***

*** Ouvrage sur Barack Obama**

*II. Direction d'ouvrages et des revues.**

Collectif, *Le Noir et le Savoir scientifique. De la Post-colonie à la Mondialisation,* ***Afroscopie I/2010*** (Revue savante et pluridisciplinaire sur l'Afrique et les communautés noires), publiée par Le Cerclecad-Harmattan, Ottawa-Paris, 2010, ***98 pages,*** **ISBN : 978-2-296-13600-7, Prix : 12 euros.**

Benoît AWAZI MBAMBI KUNGUA (Dir.), *Les Diasporas africaines et noires face au développement. Enjeux, Défis et Perspectives d'avenir,* ***Afroscopie II/2012*** (Revue savante et pluridisciplinaire sur l'Afrique et les communautés noires), publiée par Le Cerclecad-Harmattan, Ottawa-Paris, 2012, ***115 pages*****, ISBN : 978-2-296-96112-8, Prix : 14,50 euros.**

Benoît AWAZI MBAMBI KUNGUA (Dir.), *Le Bilan de 50 ans des indépendances politiques africaines et les défis de l'intégration des Africains au Canada. Histoire, Enjeux éthiques et Perspectives d'avenir pour la Renaissance africaine,* ***Afroscopie III/2013*** (Revue savante et pluridisciplinaire sur l'Afrique et les communautés noires), publiée par Le Cerclecad-Harmattan, Ottawa-Paris, 2013, ***260 pages***, **ISBN : 918-2-296-99766-0, Prix : 27,50 euros.**

Benoît AWAZI MBAMBI KUNGUA (Dir.), *Leadership féminin et Action politique. Le cas des communautés africaines du Canada,* ***Afroscopie*** **IV/2014,** (Revue savante et pluridisciplinaire sur l'Afrique et les communautés noires), publiée par Le Cerclecad-Harmattan, Ottawa-Paris, 2014, ***219 pages***, **ISBN : 978-2-296-99766-0, Prix : 23 euros.**

Benoît AWAZI MBAMBI KUNGUA (Dir.), *Les Intellectuels africains au Canada : Missions, Figures, Visions et Leaderships*, *Afroscopie* V/2015, (Revue savante et pluridisciplinaire sur l'Afrique et les communautés noires), publiée par Le Cerclecad-Harmattan, Ottawa-Paris, 2015, *390 pages*, ISBN : 978-2-343-05538-1, Prix : **38,50 euros.**

Benoît AWAZI MBAMBI KUNGUA (Dir.), *Dieu et l'Afrique. Une approche prophétique, émancipatrice et pluridisciplinaire, Afroscopie VI/2016* (Revue savante et pluridisciplinaire sur l'Afrique et les communautés noires), publiée par Le Cerclecad-Harmattan, Ottawa-Paris, 2016, *659 pages*, ISBN : 978-2-343-08467-1, Prix : 54 euros.

Benoît AWAZI MBAMBI KUNGUA (Dir.), *La Chine et l'Inde en Afrique. Une approche postcoloniale et pluridisciplinaire. Suivi de plusieurs articles en théologie, philosophie et sciences sociales et politiques, Afroscopie VII/2017* (Revue savante et pluridisciplinaire sur l'Afrique et les communautés noires), publiée par Le Cerclecad-Harmattan, Ottawa-Paris, 2017, 490 pages, ISBN : 978-2-343-11088-2, Prix : 42 euros.

Benoît AWAZI MBAMBI KUNGUA (Dir.), *Philosophies africaines, Études postcoloniales et Mondialisation néolibérale. Variations africaines et diasporiques, Afroscopie VIII/2018* (Revue savante et pluridisciplinaire sur l'Afrique et les communautés noires), publiée par Le Cerclecad-Harmattan, Ottawa-Paris, 2018, 716 pages, ISBN : 978-2-343-13997-5, **Prix : 55 euros**

Benoît AWAZI MBAMBI KUNGUA (Dir.), *L'inexistence de ~~l'État~~ en Afrique contemporaine et l'opérationnalisation des alternatives politiques* *émancipatrices, Afroscopie IX/2019* (Revue savante et pluridisciplinaire sur l'Afrique et les communautés noires), publiée par Le Cerclecad-Harmattan, Ottawa-Paris, 2021.

Benoît AWAZI MBAMBI KUNGUA (Dir.), Dieu, Jean-Marc Ela, ENGELBERT MVENG ET L'AFRIQUE : *Vers un christianisme africain autonome fécondé par une théologie de la libération prophétique et trinitaire, **Afroscopie X/2020*** **(**Revue savante et pluridisciplinaire sur l'Afrique et les communautés noires), publiée par Le Cerclecad-Harmattan, Ottawa-Paris, 2021.

Benoît AWAZI MBAMBI KUNGUA (Dir.), *REPENSER, GUÉRIR ET TRANSMUTER L'IMAGINAIRE AFRICAIN. La reconstruction des sociétés africaines par l'intelligence pluridisciplinaire et le travail systématique de ses élites et de ses populations. Hommage au Professeur Godefroid KÄ MANA KANGUDIE, **Afroscopie XI/2021*** (Revue savante et pluridisciplinaire sur l'Afrique et les communautés noires), publiée par Le Cerclecad-Harmattan, Ottawa-Paris, 2021.

Benoît AWAZI MBAMBI KUNGUA (Dir.), *L'irruption stratégique de la Russie dans la géopolitique africaine postcoloniale. Perspectives épistémologiques, politiques, idéologiques et économiques dans la mondialisation néolibérale, **Afroscopie XII/2022*** **(**Revue savante et pluridisciplinaire sur l'Afrique et les communautés noires), publiée par Le Cerclecad-Harmattan, Ottawa-Paris, 2022.

Benoît AWAZI MBAMBI KUNGUA (Dir.), *Télévision, Technoscience et transhumanisme. Critiques théologiques et philosophiques de la marchandisation néolibérale de l'être humain et des ''intelligences* *artificielles''*. (À partir des œuvres de Michel Henry, Pierre Bourdieu, Jacques Derrida, Martin Heidegger, Le Prophétisme biblique, Jean-Marc Ela, Oscar Bimwenyi-Kweshi et Benoît Awazi Mbambi Kungua), ***Afroscopie XIII/2023*** (Revue savante et pluridisciplinaire sur l'Afrique et les communautés noires), publiée par Le Cerclecad-Harmattan, Ottawa-Paris, 2023.

Benoît AWAZI MBAMBI KUNGUA (Dir.), *INTERTEXTUALITÉ, RETICULARITÉ, TRANSVERSALITÉ ET PLURIDISCIPLINARITÉ : Jalons pour une philosophie fondamentale du CERCLECAD dans le monde,* ***Afroscopie XIV/2024*** (Revue savante et pluridisciplinaire sur l'Afrique et les communautés noires), publiée par Le Cerclecad-Harmattan, Ottawa-Paris, 2024.

Benoît AWAZI MBAMBI KUNGUA (Dir.), *RAISON GRAPHIQUE ET RAISON ORALE. LA QUESTION ÉPISTÉMIQUE ET POLITIQUE DES ARCHIVES DANS LES SOCIÉTÉS AFRICAINES CONTEMPORAINES,* ***Afroscopie XV/2025*** (Revue savante et pluridisciplinaire sur l'Afrique et les communautés noires), publiée par Le Cerclecad-Harmattan, Ottawa-Paris, 2025.

*III. Les Articles dans des Revues Universitaires.

□ *ID., « Les métamorphoses de la Théologie négro-africaine de la libération. Quatre théologiens camerounais : Mveng, Eboussi, Hebga, Ela », *Nouvelle Revue Théologique,* Avril-Juin 2002, Tome 124/2, pp. 238-251.

□ *ID., « Pierre Buis (1929-2005) : missionnaire et exégète. Essai de relecture théologique et spirituelle »,

Nouvelle Revue Théologique, Janvier-Mars 2010, Tome 132/1, pp. 86-99.

□ *ID., « The Transformation of Black African Liberation Theology », *Theology Digest,* 3/2003, Vol. 50/2, pp. 123-127. (Revue publiée par la Faculté de Théologie de l'Université saint Louis, Missouri, USA).

□ *ID., « Authenticité négro-africaine et Christianisme occidental. *Une interprétation théologico-politique du Christianisme africain et de l'Égyptologie* », *Annuaire des Théologies Contextuelles* 2002, pp. 116-138. (Revue Publiée par Missionswissenschaftliches Institut Missio e.V, Aachen, Allemagne).

□ *ID., « Jalon pour une Christologie négro-africaine de la libération spirituelle », *Chakana,* 2/2004/4, pp. 111-126. (Revue publiée par Missionswissenschaftliches Institut Missio e.V, Aachen, Allemagne.

□ *ID., « Keime eines Schwarzafrikanischen Christentums. Charismatische Kirchen im Kongo und das problem der Hexerei », *Weltmission Heute,* 55 /2004, pp. 147-152, Mars 2004. (Revue publiée par Evangelisches Missionswerk in Deutschland, EMW, Hamburg).

□ *ID., « Réception négro-africaine de la modernité occidentale. Une approche théologico-politique. *Le point de vue des couches populaires des sociétés négro-africaines postcoloniales.* », *Incroyance et Foi* 104 / Hiver 2002, pp. 12-22.

□ *ID., « Una Carrellata Sulla Teologia Africana Ci Rivela Come Questa Disciplina Abbia Fin Dall'inizio Trovato Il Suo Senso Fuori Dalle Biblioteche, Là Dove Il

Cammino Di Liberazione Dei Popoli Africani Cerca Di Aprirsi Un Sentiero », *Nigrizia, Il Mensile Dell'Africa E Del Mondo Nero,* Anno 124 n°2, Febbraio 2006, pp. 33-44. (Dossier : Nigrizia, *Teologie Subsahariane : « ''Dire Dio'' in Africa »*, pp. 33-48).

□ *ID., « Teologie Africane. La Parola che libera. Una panoramica rapida ma centrata sugli aspetti essenziali delle principali correnti di pensiero teologico, che negli ultimi cinquant'anni hanno attraversato l'Africa nera di lingua inglese. », *Nigrizia Il Mensile Della'Africa E Del Mondo Nero,* Anno 128 n^{0}2, Febbraio 2010, pp. 35-50 (Dossier : *Teologie Africane*).

□ *ID., « From the God of the Ancestors to the God of Western Christianity : The Political Question of God in Postcolonial Africa », *Bulletin of Ecumenical Theology*, Vol. 21, 2009, pp. 3-22. (Published by The Ecumenical Association of Nigerian Theologians).

□ *ID., « Witchcraft in Black communities : Sociological, Philosophical and Theological Deconstruction », *Bulletin of Ecumenical Theology,* vol. 23 (2011), pp. 96-117. (Published by the Ecumenical Association of Nigerian Theologians).

□ *ID., « Migrations, Quêtes de soi et Défis transversaux dans la Mondialisation néolibérale. Une approche narrative, prophétique et pluridisciplinaire », ***Logoi.ph, Journal of Philosophy*, ISSN 2420-9775, N. II, 5, 2016 – Thinking Migrations.**

*ID., « Les principaux défis et tâches du Cerclecad en contexte de mondialisation néolibérale et dans une société multiculturelle et multiraciale : Le Canada. », in : Collectif,

Le Noir et le Savoir scientifique. De la Post-colonie à la Mondialisation, ***Afroscopie I/2010*** (Revue savante et pluridisciplinaire sur l'Afrique et les communautés noires), publiée par Le Cerclecad-Harmattan, Ottawa-Paris, 2010, **pp. 79-87**.

*ID., « Entrevue exclusive entre Ferdinand Mayega et Benoît Awazi Mbambi Kungua sur l'ouvrage : *De la Postcolonie à la Mondialisation néolibérale*, L'Harmattan, Paris, 2011. », in : **Benoît AWAZI MBAMBI KUNGUA (Dir.),** *Le Bilan de 50 ans des indépendances politiques africaines et les défis de l'intégration des Africains au Canada. Histoire, Enjeux éthiques et Perspectives d'avenir pour la Renaissance africaine,* ***Afroscopie III/2013*** (Revue savante et pluridisciplinaire sur l'Afrique et les communautés noires), publiée par Le Cerclecad-Harmattan, Ottawa-Paris, 2013**, pp. 13-24.**

*ID., « Hommage intellectuel à Madame Aminata Traoré : Une figure emblématique de l'altermondialisation en Afrique subsaharienne. », in : **Benoît AWAZI MBAMBI KUNGUA (Dir.),** *Le Bilan de 50 ans des indépendances politiques africaines et les défis de l'intégration des Africains au Canada. Histoire, Enjeux éthiques et Perspectives d'avenir pour la Renaissance africaine,* ***Afroscopie III/2013*** (Revue savante et pluridisciplinaire sur l'Afrique et les communautés noires), publiée par Le Cerclecad-Harmattan, Ottawa-Paris, 2013, **pp. 25-35.**

* ID., Recensions de plusieurs ouvrages autour des « *indépendances* » et de la Réception des *Études postcoloniales* en Afrique et ses diasporas en Occident, in : **Benoît AWAZI MBAMBI KUNGUA (Dir.),** *Le Bilan de 50 ans des indépendances politiques africaines et les défis*

de l'intégration des Africains au Canada. Histoire, Enjeux éthiques et Perspectives d'avenir pour la Renaissance africaine, ***Afroscopie III/2013*** (Revue savante et pluridisciplinaire sur l'Afrique et les communautés noires), publiée par Le Cerclecad-Harmattan, Ottawa-Paris, 2013, **pp. 157-260.**

*ID., « Éditorial » à : **Benoît AWAZI MBAMBI KUNGUA (Dir.),** *Leadership Féminin et Action politique. Le cas des communautés africaines du Canada,* ***Afroscopie*** **IV/2014** (Revue savante et pluridisciplinaire sur l'Afrique et les communautés noires), publiée par Le Cerclecad-Harmattan, Ottawa-Paris, 2014, **pp. 7-10.**

*ID, Recensions des ouvrages in : **Benoît AWAZI MBAMBI KUNGUA (Dir.),** *Leadership Féminin et Action politique. Le cas des communautés africaines du Canada,* ***Afroscopie*** **IV/2014** (Revue savante et pluridisciplinaire sur l'Afrique et les communautés noires), publiée par Le Cerclecad-Harmattan, Ottawa-Paris, 2014, **pp. 215-219.**

*ID., « Mondialisation, domination, érudition et émancipation », Éditorial à : **Benoît AWAZI MBAMBI KUNGUA (Dir.),** *Les Intellectuels africains au Canada : Missions, Figures, Visions et Leaderships*, ***Afroscopie*** **V/2015** (Revue savante et pluridisciplinaire sur l'Afrique et les communautés noires), publiée par Le Cerclecad-Harmattan, Ottawa-Paris, 2015, **pp. 9-22.**

*ID., « Textualité, dissémination et mondialisation : Vers une Praxis émancipatrice. », in : **Benoît AWAZI MBAMBI KUNGUA (Dir.),** *Les Intellectuels africains au Canada : Missions, Figures, Visions et Leaderships,* ***Afroscopie*** **V/2015** (Revue savante et pluridisciplinaire sur l'Afrique et les communautés noires), publiée par Le Cerclecad-Harmattan, Ottawa-Paris, 2015, **pp. 53-59.**

* ID., « Hommage philosophique à Nelson Rolihlahla Mandela dit Madiba (18 juillet 1918 – 5 décembre 2013 », in : **Benoît AWAZI MBAMBI KUNGUA (Dir.)**, *Les Intellectuels africains au Canada : Missions, Figures, Visions et Leaderships*, ***Afroscopie*** **V/2015** (Revue savante et pluridisciplinaire sur l'Afrique et les communautés noires), publiée par Le Cerclecad-Harmattan, Ottawa-Paris, **pp. 139-147.**

*ID., Recensions des ouvrages pluridisciplinaires in : **Benoît AWAZI MBAMBI KUNGUA (Dir.)**, *Les Intellectuels africains au Canada : Missions, Figures, Visions et Leaderships*, *Afroscopie* V/2015 (Revue savante et pluridisciplinaire sur l'Afrique et les communautés noires), publiée par Le Cerclecad-Harmattan, Ottawa-Paris, **pp. 279-388**.

*ID., « Dieu et l'Afrique. Une approche prophétique, émancipatrice et pluridisciplinaire », Éditorial à : **Benoît AWAZI MBAMBI KUNGUA (Dir.),** *Dieu et l'Afrique. Une approche prophétique, émancipatrice et pluridisciplinaire,* ***Afroscopie VI/2016*** **(**Revue savante et pluridisciplinaire sur l'Afrique et les communautés noires), publiée par Le Cerclecad-Harmattan, Ottawa-Paris, 2016, **pp. 11-30.**

*ID., « Jean-Marc Ela, Dieu et l'Afrique. Repenser Dieu en Afrique et Repenser l'Afrique en Dieu. Une approche christologique, prophétique et politique », in : **Benoît AWAZI MBAMBI KUNGUA (Dir.),** *Dieu et l'Afrique. Une approche prophétique, émancipatrice et pluridisciplinaire,* ***Afroscopie VI/2016*** **(**Revue savante et pluridisciplinaire sur l'Afrique et les communautés noires), publiée par Le Cerclecad-Harmattan, Ottawa-Paris, 2016, **pp. 41-60.**

*ID. Recensions d'ouvrages pluridisciplinaires, in : **Benoît AWAZI MBAMBI KUNGUA (Dir.),** *Dieu et l'Afrique. Une approche prophétique, émancipatrice et pluridisciplinaire,* ***Afroscopie VI/2016*** (Revue savante et pluridisciplinaire sur l'Afrique et les communautés noires), publiée par Le Cerclecad-Harmattan, Ottawa-Paris, 2016, **pp. 533-659.**

*ID., « La Chine et l'Inde en Afrique. Une approche pluridisciplinaire et postcoloniale, suivi de plusieurs articles en théologie, philosophie et sciences sociales et politiques », Éditorial à : **Benoît AWAZI MBAMBI KUNGUA (Dir.),** *La Chine et l'Inde en Afrique. Une approche postcoloniale et pluridisciplinaire. Suivi de plusieurs articles en théologie, philosophie et sciences sociales et politiques,* ***Afroscopie VII/2017*** (Revue savante et pluridisciplinaire sur l'Afrique et les communautés noires), publiée par Le Cerclecad-Harmattan, Ottawa-Paris, 2017, **pp. 9-24.**

*ID., « Mot du Président pour la dixième rentrée scientifique du CERCLECAD 2016/2017. Réticularité, Transversalité et Pluridisciplinarité : Jalons pour une philosophie fondamentale du CERCLECAD dans le monde. », in : **Benoît AWAZI MBAMBI KUNGUA (Dir.),** *La Chine et l'Inde en Afrique. Une approche postcoloniale et pluridisciplinaire. Suivi de plusieurs articles en théologie, philosophie et sciences sociales et politiques,* ***Afroscopie VII/2017*** (Revue savante et pluridisciplinaire sur l'Afrique et les communautés noires), publiée par Le Cerclecad-Harmattan, Ottawa-Paris, 2017, **pp. 25-41**.

*ID., « Ma rétroaction du Forum Social Mondial de 2016, tenu à Montréal du 8 au 14 août 2016. « Résister, espérer, inventer : un autre monde est *nécessaire*, ensemble il devient *possible !* », in : **Benoît AWAZI MBAMBI KUNGUA (Dir.),** *La Chine et l'Inde en Afrique. Une approche postcoloniale et pluridisciplinaire. Suivi de plusieurs articles en théologie, philosophie et sciences sociales et politiques,* ***Afroscopie VII/2017*** (Revue savante et pluridisciplinaire sur l'Afrique et les communautés noires), publiée par Le Cerclecad-Harmattan, Ottawa-Paris, 2017, **pp. 99-118.**

*ID., Recensions des ouvrages pluridisciplinaires, in : **Benoît AWAZI MBAMBI KUNGUA (Dir.),** *La Chine et l'Inde en Afrique. Une approche postcoloniale et pluridisciplinaire. Suivi de plusieurs articles en théologie, philosophie et sciences sociales et politiques,* ***Afroscopie VII/2017*** (Revue savante et pluridisciplinaire sur l'Afrique et les communautés noires), publiée par Le Cerclecad-Harmattan, Ottawa-Paris, 2017, **pp. 301-490.**

*ID., « La nécessité d'une révolution prophétique et philosophique dans la pensée africaine du XXIe siècle », Éditorial à : **Benoît AWAZI MBAMBI KUNGUA (Dir.),** *Philosophies africaines, Études postcoloniales et Mondialisation néolibérale. Variations africaines et diasporiques,* ***Afroscopie VIII/2018*** (Revue savante et pluridisciplinaire sur l'Afrique et les communautés noires), publiée par Le Cerclecad-Harmattan, Ottawa-Paris, 2018, **716 pages, ISBN : 978-2-343-13997-5, Prix : 55 euros, pp. 11-33.**

*ID., « Un Grand Baobab de la sociologie et de la théologie de la libération du XXIe siècle vient de tirer sa révérence de la scène de la manifestation phénoménologique. Hommage intellectuel et théologique au chanoine **François Houtart** », in : **Benoît AWAZI MBAMBI KUNGUA (Dir.),** *Philosophies africaines, Études postcoloniales et Mondialisation néolibérale. Variations africaines et diasporiques,* ***Afroscopie VIII/2018*** (Revue savante et pluridisciplinaire sur l'Afrique et les communautés noires), publiée par Le Cerclecad-Harmattan, Ottawa-Paris, 2018, **716 pages, ISBN : 978-2-343-13997-5, Prix : 55 euros, pp. 117-121.**

*ID., « Érudition et Mystique : quand le savant demeure un homme de Dieu. Hommage théologique et prophétique au Père et Professeur Jacques Briend, Exégète et théologien français (2 octobre 1932-25 février 2017), in : **Benoît AWAZI MBAMBI KUNGUA (Dir.),** *Philosophies africaines, Études postcoloniales et Mondialisation néolibérale. Variations africaines et diasporiques,* ***Afroscopie VIII/2018*** (Revue savante et pluridisciplinaire sur l'Afrique et les communautés noires), publiée par Le Cerclecad-Harmattan, Ottawa-Paris, 2018, **716 pages, ISBN : 978-2-343-13997-5, Prix : 55 euros, pp. 123-131.**

*ID, Recensions des ouvrages pluridisciplinaires, in : **Benoît AWAZI MBAMBI KUNGUA (Dir.),** *Philosophies africaines, Études postcoloniales et Mondialisation néolibérale. Variations africaines et diasporiques,* ***Afroscopie VIII/2018*** (Revue savante et pluridisciplinaire sur l'Afrique et les communautés noires), publiée par Le Cerclecad-Harmattan, Ottawa-Paris, 2018, **716 pages, ISBN : 978-2-343-13997-5, Prix : 55 euros ; pp. 591-718.**

*ID., « De l'inexistence de ~~l'État~~ en Afrique postcoloniale à l'opérationnalisation des alternatives politiques endogènes, pluridisciplinaires et émancipatrices », **Éditorial** à : **Benoît AWAZI MBAMBI KUNGUA (Dir.),** *L'inexistence de* ***~~l'État~~*** *en Afrique contemporaine et l'opérationnalisation des alternatives politiques émancipatrices,* ***Afroscopie IX/2019*** (Revue savante et pluridisciplinaire sur l'Afrique et les communautés noires), publiée par Le Cerclecad-Harmattan, Ottawa-Paris, 2020.

*ID., « Déconstruction philosophique, sociologique et prophétique de l'hégémonie idéologique de l'École Bayart dans l'échiquier intellectuel africain du XXIe siècle. », in : **Benoît AWAZI MBAMBI KUNGUA (Dir.),** *L'inexistence de* ***~~l'État~~*** *en Afrique contemporaine et l'opérationnalisation des alternatives politiques émancipatrices,* ***Afroscopie IX/2019*** (Revue savante et pluridisciplinaire sur l'Afrique et les communautés noires), publiée par Le Cerclecad-Harmattan, Ottawa-Paris, 2020.

*ID., « De la Bibliocratie à la Dissémination bibliographique. *Opérationnalisation tous azimuts de la Révolution paradigmatique et prophétique du Cerclecad dans la Mégatextualité mondiale* », in : **Benoît AWAZI MBAMBI KUNGUA (Dir.),** *L'inexistence de* ***~~l'État~~*** *en Afrique contemporaine et l'opérationnalisation des alternatives politiques émancipatrices,* ***Afroscopie IX/2019*** (Revue savante et pluridisciplinaire sur l'Afrique et les communautés noires), publiée par Le Cerclecad-Harmattan, Ottawa-Paris, 2020.

*ID., « Déconstructions théologiques, philosophiques et politiques des Deux Guerres mondiales du XXe siècle : *Interpellations épistémologiques et éthiques pour* *aujourd'hui* », in : **Benoît AWAZI MBAMBI KUNGUA (Dir.),** *L'inexistence de* ~~***l'État***~~ *en Afrique contemporaine et l'opérationnalisation des alternatives politiques émancipatrices,* ***Afroscopie IX/2019*** **(**Revue savante et pluridisciplinaire sur l'Afrique et les communautés noires), publiée par Le Cerclecad-Harmattan, Ottawa-Paris, 2020.

*ID., « Déconstruction prophétique des biomédecines pharmaceutiques, totalitaires et néolibérales. », in : **Benoît AWAZI MBAMBI KUNGUA (Dir.),** *L'inexistence de* ~~***l'État***~~ *en Afrique contemporaine et l'opérationnalisation des alternatives politiques émancipatrices,* ***Afroscopie IX/2019*** **(**Revue savante et pluridisciplinaire sur l'Afrique et les communautés noires), publiée par Le Cerclecad-Harmattan, Ottawa-Paris, 2020.

*ID, Recensions des ouvrages pluridisciplinaires, in : **Benoît AWAZI MBAMBI KUNGUA (Dir.),** *L'inexistence de* ~~***l'État***~~ *en Afrique contemporaine et l'opérationnalisation des alternatives politiques émancipatrices,* ***Afroscopie IX/2019*** **(**Revue savante et pluridisciplinaire sur l'Afrique et les communautés noires), publiée par Le Cerclecad-Harmattan, Ottawa-Paris, 2020.

*ID., « Engelbert MVENG (1930-1995) et Jean-Marc ELA (1936-2008) : *Le tournant anthropologique et sociologique des théologies africaines contemporaines ?* », **ÉDITORIAL** à : **Benoît AWAZI MBAMBI KUNGUA (Dir**.), Dieu, Jean-Marc Ela, ENGELBERT MVENG ET L'AFRIQUE : *Vers un christianisme africain autonome fécondé par une théologie de la libération prophétique et trinitaire,* ***Afroscopie X/2020*** (Revue savante et pluridisciplinaire sur l'Afrique et les communautés noires), publiée par Le Cerclecad-Harmattan, Ottawa-Paris, 2020.

*ID., « Lettre ouverte de protestation prophétique du Professeur Benoît AWAZI MBAMBI KUNGUA adressée au Professeur Kum'a Ndumbe III contre la censure malhonnête, blasphématoire, sataniste et hérétique dont j'ai été victime de la part de Monsieur Évariste Kentey Pini-Pini Nsasay et des Éditions AfricAvenir de Douala, au Cameroun », in : : **Benoît AWAZI MBAMBI KUNGUA (Dir.)**, Dieu, Jean-Marc Ela, ENGELBERT MVENG ET L'AFRIQUE : *Vers un christianisme africain autonome fécondé par une théologie de la libération prophétique et trinitaire,* ***Afroscopie X/2020*** **(**Revue savante et pluridisciplinaire sur l'Afrique et les communautés noires), publiée par Le Cerclecad-Harmattan, Ottawa-Paris, 2020.

*ID, « Recensions des ouvrages pluridisciplinaires », in : **Benoît AWAZI MBAMBI KUNGUA (Dir.)**, Dieu, Jean-Marc Ela, ENGELBERT MVENG ET L'AFRIQUE : *Vers un christianisme africain autonome fécondé par une théologie de la libération prophétique et trinitaire,* ***Afroscopie X/2020*** **(**Revue savante et pluridisciplinaire sur l'Afrique et les communautés noires), publiée par Le Cerclecad-Harmattan, Ottawa-Paris, 2020.

*ID, « **ÉDITORIAL, « REPENSER, GUÉRIR ET TRANSMUTER L'IMAGINAIRE AFRICAIN. Des stratégies pluridisciplinaires et émancipatrices. Par Benoît AWAZI MBAMBI KUNGUA », in : Benoît AWAZI MBAMBI KUNGUA (Dir.),** *REPENSER, GUÉRIR ET TRANSMUTER L'IMAGINAIRE AFRICAIN. La reconstruction des sociétés africaines par l'intelligence pluridisciplinaire et le travail systématique de ses élites et de ses populations. Hommage au Professeur Godefroid KÄ MANA KANGUDIE,* ***Afroscopie XI/2021*** **(**Revue savante et pluridisciplinaire sur l'Afrique et les communautés noires), publiée par Le Cerclecad-Harmattan, Ottawa-Paris, 2021.

*ID, « Du paradigme de la théologie de la reconstruction au paradigme de la théologie prophétique de la libération holistique : *Transmutation, inclusion ou Complémentarité dialectique ?* », **in : Benoît AWAZI MBAMBI KUNGUA (Dir.),** *REPENSER, GUÉRIR ET TRANSMUTER L'IMAGINAIRE AFRICAIN. La reconstruction des sociétés africaines par l'intelligence pluridisciplinaire et le travail systématique de ses élites et de ses populations. Hommage au Professeur Godefroid KÄ MANA KANGUDIE,* ***Afroscopie XI/2021*** (Revue savante et pluridisciplinaire sur l'Afrique et les communautés noires), publiée par Le Cerclecad-Harmattan, Ottawa-Paris, 2021.

*ID, « La guerre politique entre les Gouvernements francs-maçons et l'Église catholique. *Le cas de la France, du Canada et de la République démocratique du Congo* », **in : Benoît AWAZI MBAMBI KUNGUA (Dir.),** *REPENSER, GUÉRIR ET TRANSMUTER L'IMAGINAIRE AFRICAIN. La reconstruction des sociétés africaines par l'intelligence pluridisciplinaire et le travail systématique de ses élites et de ses populations. Hommage au Professeur Godefroid KÄ MANA KANGUDIE,* ***Afroscopie XI/2021*** (Revue savante et pluridisciplinaire sur l'Afrique et les communautés noires), publiée par Le Cerclecad-Harmattan, Ottawa-Paris, 2021.

*ID, « ~~**CORONAVIRUS**~~ ou La recolonisation économique et politique de l'Afrique par les puissances occidentales néolibérales. Urgence d'une Révolution philosophique en Afrique », **in : Benoît AWAZI MBAMBI KUNGUA (Dir.),** *REPENSER, GUÉRIR ET TRANSMUTER L'IMAGINAIRE AFRICAIN. La reconstruction des sociétés africaines par l'intelligence pluridisciplinaire et le travail systématique de ses élites et de ses populations. Hommage au Professeur Godefroid KÄ*

MANA KANGUDIE, ***Afroscopie XI/2021*** (Revue savante et pluridisciplinaire sur l'Afrique et les communautés noires), publiée par Le Cerclecad-Harmattan, Ottawa-Paris, 2021.

*ID, « ~~CORONA VIRUS~~ OU LA DÉCADENCE DES BIOMÉDECINES OCCIDENTALES ET CARTÉSIENNES. Une Déconstruction philosophique et théologique du Déclin de l'Hégémonie néolibérale aujourd'hui dans le Monde », **in : Benoît AWAZI MBAMBI KUNGUA (Dir.),** *REPENSER, GUÉRIR ET TRANSMUTER L'IMAGINAIRE AFRICAIN. La reconstruction des sociétés africaines par l'intelligence pluridisciplinaire et le travail systématique de ses élites et de ses populations. Hommage au Professeur Godefroid KÄ MANA KANGUDIE,* ***Afroscopie XI/2021*** (Revue savante et pluridisciplinaire sur l'Afrique et les communautés noires), publiée par Le Cerclecad-Harmattan, Ottawa-Paris, 2021.

*ID, « CORONA VIRUS, DIEU ET LA FINITUDE HUMAINE. *Une Approche phénoménologique* », **in : Benoît AWAZI MBAMBI KUNGUA (Dir.),** *REPENSER, GUÉRIR ET TRANSMUTER L'IMAGINAIRE AFRICAIN. La reconstruction des sociétés africaines par l'intelligence pluridisciplinaire et le travail systématique de ses élites et de ses populations. Hommage au Professeur Godefroid KÄ MANA KANGUDIE,* ***Afroscopie XI/2021*** (Revue savante et pluridisciplinaire sur l'Afrique et les communautés noires), publiée par Le Cerclecad-Harmattan, Ottawa-Paris, 2021.

*ID, « Recensions des ouvrages pluridisciplinaires », **in : Benoît AWAZI MBAMBI KUNGUA (Dir.),** *REPENSER, GUÉRIR ET TRANSMUTER L'IMAGINAIRE AFRICAIN. La reconstruction des sociétés africaines par l'intelligence pluridisciplinaire et le travail systématique de* *ses élites et de ses populations. Hommage au Professeur Godefroid KÄ MANA KANGUDIE,* ***Afroscopie XI/2021*** (Revue savante et pluridisciplinaire sur l'Afrique et les communautés noires), publiée par Le Cerclecad-Harmattan, Ottawa-Paris, 2021.

V. PRÉFACE AUX OUVRAGES :

* Préface à l'ouvrage de Dieudonné Kibungu Bwanamuloko, *Le tournant féminin et féministe de la théologie africaine postcoloniale,* L'Harmattan, Paris, 2017.

* Préface à l'ouvrage de Fidèle AWAZI, *Congo, Village aux mille visages. Si j'étais président…*, Les Impliqués/ L'Harmattan, Paris, 2016.

* Préface à l'ouvrage de Nestor Salumu Ndalibandu, *Les prières d'Exorcisme et de guérison dans l'Église catholique en Afrique. Lecture théologique et pastorale,* L'Harmattan, Paris, 2017.

* Préface à l'ouvrage de Claude NSAL'ONANONGO OMELENGE intitulé *: Le Christianisme à l'épreuve des défis sociopolitiques de la Région des Grands Lacs. Éduquer les peuples à la dissidence novatrice,* L'Harmattan, Paris, 2017.

* Préface à l'ouvrage de Bougadari SANOGO, *COMMENT SORTIR DE LA PAUVRETÉ ? L'État du Mali et son peuple*, Les Éditions CAMA, Canada-Mali, 2018. Numéro ISB : 978-2-98117080-0-7 (Bibliothèques et Archives Nationales du Québec).

* Préface du Professeur Benoît AWAZI MBAMBI KUNGUA aux actes de la Journée de Rencontre et de Réflexions sur Barthélemy BOGANDA, à Kremlin-Bicêtre, Paris-Est le 11 mai 2018, à la Maison de la Citoyenneté et de la vie associative et auquel j'ai participé, Paris, 2019. Ouvrage publié sous la direction de Jean-Bosco Peleket.

* Préface à l'ouvrage de Phidias Ahadi Senge, Phidias AHADI SENGE MILEMBA, *États de l'État africain. Des déficiences fonctionnelles aux perspectives d'un horizon possible,* L'Harmattan, Paris, 2019. Préface de Benoît AWAZI MBAMBI KUNGUA.

* Préface à l'ouvrage de Amos Yao SANI, *LE BÉNIN, INVESTIR DANS L'AVENIR : L'impératif d'une éducation innovante,* L'Harmattan, Paris, 2018.

*Préface à l'ouvrage de Amos Yao SANI, *Construire une autre Afrique de l'avenir,* L'Harmattan, Paris, 2018.

*Préface à l'ouvrage de Amos Yao SANI, *Le Leadership à l'ère de l'information,* Dh'Arts, Ottawa. 2019.

* Préface à l'ouvrage de Kä Mana, *Le Christ dans l'imaginaire africain. Comment les Chrétiens s'approprient l'Évangile pour transformer l'Afrique,* Dossier de Pole Institute, Goma, avril, 2015.

* Préface à l'Ouvrage de Jean-Claude Djéréké, *Le Christianisme en Afrique : Aliénation ou Libération ?,* 2016.

Préface à l'ouvrage de Louis Mpala Mbabula, *L'Homocentrisme par-delà l'eurocentrisme et l'afrocentrisme, Débat sur l'origine de la philosophie*, Édilivre, Paris, 2018.

* Postface à l'ouvrage de Pini-Pini Nsasay, *Croisade de l'Europe christianisée contre l'Afrique ancestrale. Pour comprendre l'effroyable, interminable et cruelle mise-à-mort du peuple Kongo-Katiopa (RDC). Procès du christianisme meurtrier,* AfricaAvenir/Exchange & Dialogue, Douala-Berlin-Wien, 2017.

*Préface à l'ouvrage de Richard ISUNGU KAKOKO, *LA SUPERCHERIE DE L'ÉLECTION PRÉSIDENTIELLE DU 30 DÉCEMBRE 2018 EN RDC. Un simulacre de démocratie*, L'Harmattan, Paris, décembre 2019 (Préface de Benoît Awazi Mbambi Kungua),

« L'enfer au paradis ou la déconstruction philosophique et anthropologique du drame congolais », Préface de Benoît AWAZI MBAMBI KUNGUA à l'ouvrage de Recxon Kabuasa Biko, *L'enfer au Paradis (Roman),* L'Harmattan, Paris, 2020, ISBN : 978-2-343-17763-2, Prix : 29 euros.

« Repenser la « Condition féminine » aujourd'hui en Afrique. Entre Traditions africaines et Modernités occidentales. » Préface de Benoît AWAZI MBAMBI KUNGUA à l'ouvrage de Rosette Maygande, *Femmes insoumises*, L'Harmattan, Paris, 2020.

« Une refondation réticulaire, communicationnelle et éthique de l'État en Afrique. », Préface du Professeur Benoît AWAZI MBAMBI KUNGUA à Donatien Tampwo Mfudi Okur Ndwo, *PISTES ET ENJEUX MAJEURS DE L'ÉDUCATION À L'ESPRIT CITOYEN EN RDCONGO. UNE APPROCHE ÉTHICO-TRANVERSALE. Support didactique pour étudiant,* Edicap /Editions Cheik Anta Diop, Douala/Cameroun, 2021.

« Les métamorphoses d'une théologie de la libération prophétique, exilique et diasporique. La trajectoire de Jean-Marc Ela durant les 13 dernières de sa vie sur terre passées au Canada (1995 - 26 décembre 2008) », Préface du Professeur Benoît AWAZI MBAMBI KUNGUA à l'ouvrage de Ferdinand Mayega Ma Ndihe, *LE PÈRE JEAN-MARC ELA DU NORD-CAMEROUN A SON EXIL AU CANADA. CONVERSATION AVEC SON AMI DU QUÉBEC DEPUIS 1973 CHEZ LES KIRDIS LE SPIRITAIN LUCIEN LAVERDIÈRE*, L'Harmattan, Paris, 2021.

« De la Catastrophe postcoloniale à l'espérance d'une libération holistique de l'Afrique ressuscitée », Préface du Professeur Benoît AWAZI MBAMBI KUNGUA au roman de Hugues Balogoun, *AU CŒUR DU DÉSASTRE. Allumez la bougie de l'espérance !,* L'Harmattan, Paris, 2021.

« Le Changement des mentalités dans les Communautés africaines du Continent et des diasporas : *Vers une Révolution philosophique, éthique, politique et théologique ?* » Préface du Professeur Benoît AWAZI MBAMBI KUNGUA à l'ouvrage de Jean-Claude Kayumba, La *Puissance Du Changement des Mentalités*, L'Harmattan, Paris, 2020.

« Épistémologie, Méthodologie et science politique : De la Compréhension pratique de la « théorie » à une théorisation de la « pratique politique sur le terrain. », Préface du Professeur Benoît AWAZI MBAMBI KUNGUA à l'ouvrage de Papa Samba Ndiaye, *Méthodes de recherche en science politique. Appliquées au contexte de l'Afrique subsaharienne*, L'Harmattan, Paris, 2021.

« Sorcelleries, sacrifices humains et blocages africains contemporains : Perspectives théologiques et politiques », Préface du Professeur Benoît AWAZI MBAMBI KUNGUA à l'ouvrage de Alban Mabiala NSIMBA, *La sorcellerie rabique en Afrique. Outils et Quelques stratégies éthiques pour se prémunir contre ce fléau*, L'Harmattan, Paris, 2021.

« Contingence, Divination et Prophétie : Une lecture politique des pratiques de l'autorité royale en Afrique traditionnelle et contemporaine. », Préface du Professeur Benoît AWAZI MBAMBI KUNGUA à l'ouvrage de David MASINA Musadi, *Contingence. La Bataille des élus,* L'Harmattan, Paris, 2021.

« Une philosophie politique africaine de l'autonomie intellectuelle et de la performance économique face aux destructions massives du Covid-19 dans le monde d'aujourd'hui », Préface du Professeur Benoît AWAZI MBAMBI KUNGUA à l'ouvrage de Joseph Mazola AYINEPA, *COVID-19 : QUELLES LEÇONS POUR L'AFRIQUE ? PISTES DE RÉFLEXION POUR UNE AFRIQUE LIBRE*, L'Harmattan, Paris, 2021.

« Dieu et l'Afrique : Une relecture prophétique, iconoclaste et visionnaire de l'œuvre socio-théologique de Jean-Marc ELA », Préface de Benoît Awazi Mbambi Kungua à l'ouvrage de César MAWANZI, *Jean-Marc Ela : L'humanisme de la raison critique au cœur d'une pensée politique,* L'Harmattan, Paris, 2021.

« Pour une phénoménologie politique de la guerre en Afrique », Préface du Professeur Benoît Awazi Mbambi Kungua à l'ouvrage de Nestor Salumu Ndalibandu, *LA RESPONSABILITÉ SOCIALE DU PHILOSOPHE FACE À LA GUERRE EN AFRIQUE. Enjeux et perspectives*, L'Harmattan, Paris, 2021.

« La philosophie africaine à l'épreuve de la prophétie dans la mondialisation », Préface du Professeur Benoît Awazi Mbambi Kungua à l'ouvrage de Nestor Salumu Ndalibandu, *LA PHILOSOPHIE AU SERVICE DE LA SOCIÉTÉ EN AFRIQUE. Cas de la RDC*, L'Harmattan, Paris, 2021.

« Une évaluation critique et philosophique de l'implémentation du système Licence-Master-Doctorat (LMD) en République démocratique du Congo », Postface du Professeur Benoît Élie AWAZI MBAMBI KUNGUA à l'ouvrage de Binzaka Roger, Okebukola Peter, Ndayisaba Joseph et Shabani Juma, *Le système Licence-Master-Doctorat en RD Congo. Un levier des pratiques pédagogiques innovantes dans l'enseignement supérieur ?*, L'Harmattan, Paris, 2021.

« Réceptions francophones et africaines de la théologie trinitaire de la croix et de l'espérance eschatologique de Jürgen Moltmann », Préface Professeur Benoît Élie AWAZI MBAMBI KUNGUA à l'ouvrage de Rodolphe GOZEGBA – de – Bombémbé, *L'espérance et le Dieu Crucifié. La réception de l'œuvre de Jürgen Moltmann dans la théologie francophone,* L'Harmattan, Paris, 2021.

« La Comptabilité entre des chiffres et des lettres. Une herméneutique théologico-politique », Préface du Professeur Benoît AWAZI MBAMBI KUNGUA à l'ouvrage de Shindano Koko wa Mwenda, *Comptabilité générale. Ohada Niveau I,* L'Harmattan, Paris, 2021.

Préface à l'ouvrage de Freddy Bofili, *L'esclavage et l'esclave selon Claude Meillassoux et selon Saint Paul de Tarse. Perspectives missiologiques*, L'Harmattan, Paris, 2021.

« Les peuples *Dida, Godié, et Ega*, entre la postcolonie et la mondialisation néolibérale. La gestion des terres dans une conjoncture des flux migratoires dans la région du Lôh-Djiboua et du Gbôklè ». Préface du Professeur Benoît AWAZI MBAMBI KUNGUA aux actes du Colloque international et pluridisciplinaire « *Peuples Dida, Godié, et Ega : Histoire, Civilisations et défis de développement,* organisé le 15 avril 2021, à Divo (Côte d'Ivoire).

« Tu aimeras le Seigneur ton Dieu de tout ton cœur, de toute ton âme, de toute ta pensée et de toute ta force, et tu aimeras ton prochain comme toi-même. », Préface du professeur Benoît Élie AWAZI MBAMBI KUNGUA à l'ouvrage de Mathurin Zeze, *CHEMIN DE L'AMOUR, CHEMIN DE LA VIE. Entretiens avec un Père spirituel*, L'Harmattan, Paris, 2021.

« La mondialisation des religiosités populaires en Afrique postcoloniale. Une approche prophétique et pluridisciplinaire », Préface du Professeur Benoît Élie AWAZI MBAMBI KUNGUA à l'ouvrage de Léon Sabuni Kitutu, *Le concept de RELIGION POPULAIRE comme paradigme de la théologie prophétique en Afrique,* L'Harmattan, Paris, 2021.

Quelques Conférences du Professeur Benoît AWAZI MBAMBI KUNGUA données dans le Cerclecad dans la salle du Sénat de l'Université d'Ottawa.

1/Lien philosophique et politique : Qu'est-ce que la Revue Afroscopie ? Benoit Awazi répond à Monsieur Tanoh Laurent Kakou, Directeur de KAMA VISION (Ottawa, Canada).

Je profite de cette occasion pour adresser publiquement ma profonde gratitude à Monsieur Tanoh Laurent KAKOU pour avoir domicilié dans son site les vidéos des conférences et colloques organisés par le CERCLECAD, à l'Université d'Ottawa, de 2007 à 2020. Que Dieu bénisse toutes ses entreprises et ses œuvres :

https://www.youtube.com/watch?v=jzHK-uQYgDE

2/Le Tournant prophétique des Théologies négro-africaines contemporaines :

https://www.youtube.com/watch?v=YC2-FijBtdA

3/De la Bibliocratie à la Bibliothérapie :

https://www.youtube.com/watch?v=ZkAel2oohak

4/Conférence à l'Université de Goma : BIBLIOCRATIE, BIBLIOPHAGIE, BIBLIOTHÉRAPIE ET BIBLIOGRAPHIE :

https://www.youtube.com/watch?v=ubsnqfntRas&t=1170s

5/Lancement des ouvrages : ''Déconstruction phénoménologique et théologique de la Modernité occidentale'' et ''Les Intellectuels africains au Canada'' :

https://www.youtube.com/watch?v=qbis1whzXxo&t=19s

6/De Pierre Bourdieu au Prophétisme Biblique : https://www.youtube.com/watch?v=-lFFlzHqw0E

7/ La mission scientifique mondiale du Cerclecad, donnée à la maison de l'Afrique des Éditions l'Harmattan, en janvier 2015 : https://www.youtube.com/watch?v=hTbx7LqpH5Q

8/Présentation de l'ouvrage ''Déconstruction phénoménologique et théologique de la Modernité occidentale'', à la maison de l'Afrique des Éditions l'Harmattan, en janvier 2015 : https://www.youtube.com/watch?v=vlgnqoKJEUg

9/Présentation de l'Ouvrage sur la Postcolonie : ''Diasporas focussed on Postcolonial Issues'', à la maison de l'Afrique des Éditions L'Harmattan en janvier 2013 : https://www.youtube.com/watch?v=C992rSlXzps

10/Conférence à l'Institut Supérieur du Commerce de Goma en République démocratique du Congo, le 6 juin 2018 : « De la Déconstruction phénoménologique de la Modernité occidentale à la Déconstruction philosophique de la Postcolonie en Afrique. Interpellations éthiques et politiques. » : https://www.youtube.com/watch?v=dg9wOy4WJOs&t=3450s

11/ Conférence à l'Université Catholique ''La Sapientia'' de Goma en République démocratique du Congo, le 7 juin 2018 : « De la Déconstruction phénoménologique de la Modernité occidentale à la

Déconstruction philosophique de la Postcolonie en Afrique. Interpellations éthiques et politiques. » :
https://www.youtube.com/watch?v=vDeXbEvuvGE&t=11s

12/Conférence du Professeur Benoît AWAZI MBAMBI KUNGUA, sur l'ouvrage d'Achille Mbembe, ''Critique de la raison nègre'', dans la salle du Sénat de l'Université d'Ottawa, le 28 juin 2014, au CERCLECAD :
https://www.youtube.com/watch?v=jj8o67uiy64&t=819s

13/ Conférence du Professeur Benoît AWAZI MBAMBI KUNGUA, intitulée : « Mgr Emmanuel Milingo, Dieu, l'Afrique et le monde des esprits : une Déconstruction théologico-politique de l'Exorcisme en Afrique postcoloniale et dans les diasporas africaines en Occident », donnée au CERCLECAD, dans la salle du Sénat de l'Université d'Ottawa, en novembre 2015 :
https://www.youtube.com/watch?v=AIyYZxlA5ts

14/Intervention du Professeur Benoît AWAZI MBAMBI KUNGUA, au lancement de la ''Ligue des droits civiques de l'Ontario'', le 25 janvier 2013, à l'Université d'Ottawa :
https://www.youtube.com/watch?v=SaqW089wJG8&t=327s

15/Conférence du Professeur Benoît AWAZI MBAMBI KUNGUA, intitulée : « Textualité, Dissémination et Mondialisation néolibérale », au Colloque du Cerclecad, sur les ''Intellectuels africains au Canada'', le 14 décembre 2013, dans la salle du Sénat de l'Université d'Ottawa :

https://www.youtube.com/watch?v=pRfkrpEpDro&t=77s

16/Mot d'ouverture du Professeur Benoît AWAZI MBAMBI KUNGUA, Président du CERCLECAD, au Colloque sur les ''Intellectuels africains au Canada'', le 14 décembre 2013 :
https://www.youtube.com/watch?v=kzP1CoD6idQ&t=8s

17/Benoît Awazi Mbambi Kungua and Pius Adesanmi: Christian Fundamentalisms and Women's Rights in sub-Saharan Africa, Institute of African Studies Carleton University :
https://www.youtube.com/watch?v=UUwzQ94gIs8

18/Benoît Awazi Mbambi Kungua, lors d'un colloque sur ''l'intégration précaire et marginale'' des Noirs à Ottawa, Carleton University, février 2011 :
https://www.youtube.com/watch?v=9azY2y5a56k

19/ Benoît Awazi Mbambi Kungua, lors d'un colloque sur ''l'intégration précaire et marginale'' des Noirs à Ottawa, Carleton University, février 2011 :
https://www.youtube.com/watch?v=V8QDciaUte8

20/Benoît Awazi Mbambi Kungua, ouverture du colloque annuel du Cerclecad ''DIEU ET L'AFRIQUE'' le 13 décembre 2014, dans la salle du Sénat de l'Université d'Ottawa :
https://www.youtube.com/watch?v=zWM-I0wp7uI

21/Benoît Awazi Mbambi Kungua, Mot d'ouverture à la Conférence du Professeur Isaac Nizigama au Cerclecad,

intitulée : ''Murundi, qui es-tu ?'', dans la salle du Sénat de l'Université d'Ottawa, en octobre 2015 :
https://www.youtube.com/watch?v=GI2xF8v7Wrk&t=622s

22 Lien médiatique : Intervention ''philosophique'' du Professeur Benoît AWAZI MBAMBI KUNGUA pour soutenir le Salon du Livre AFRO-CANADIEN, le 25 et 26 octobre 2019, au Centre Richelieu, Vanier, Ottawa, Canada.
https://www.youtube.com/watch?v=k-81LymBbzk

23. BENOÎT AWAZI MBAMBI KUNGUA – HOMMAGE ARTISTIQUE AU CONGO :
https://radiocitefm.ca/extraits-sonores/entrevue-benoit-awazi-mbambi-kungua/

24. Conférence de **Bintou Oumar DIALLO**, « La présence sino-indienne en Afrique est-elle une nouvelle forme de néocolonialisme ? », au CERCLECAD, **le samedi 25 janvier 2014**, dans la Salle du Sénat de l'Université d'Ottawa :
https://www.youtube.com/watch?v=hBXpBphjB9M&t=28s

25. LA PÉRIODE DES QUESTIONS ET DES DÉBATS à la Conférence de **Bintou Oumar DIALLO**, « La présence sino-indienne en Afrique est-elle une nouvelle forme de néocolonialisme ? », au CERCLECAD, **le samedi 25 janvier 2014**, dans la Salle du Sénat de l'Université d'Ottawa :

https://www.youtube.com/watch?v=PJcea0-m7no

26. Père **François KIBWENGE EL-ESU**, Conférence : « LES INTELLECTUELS EN QUESTION. Plaidoyer pour une intellectualité de la responsabilité et de l'intégrité ». (Colloque annuel du CERCLECAD, le samedi 14 décembre 2013 dans la Salle du Sénat de l'Université d'Ottawa) :
https://www.youtube.com/watch?v=TLVyCNTh73g

Salutations présidentielles, prophétiques, divinatoires, prémonitoires et deutéronomistes,

Professeur Benoît AWAZI MBAMBI KUNGUA

Philosophe, Sociologue et Théologien
Prophète-Président du CERCLECAD (Ottawa, Canada)
Courriels : benkung01@yahoo.fr & nabiawazi@gmail.com

Table des matières

Ouvrages du même auteur

Panorama de la Théologie négro-africaine contemporaine, L'Harmattan, Paris, 2003.

2e Édition revue, corrigée et augmentée.

Donation, Saturation et Compréhension. Phénoménologie de la Donation et Phénoménologie herméneutique : Une alternative ?, L'Harmattan, Paris, 2005.

Panorama des Théologies négro-africaines anglophones, L'Harmattan, Paris, 2008.

Le Dieu crucifié en Afrique. Esquisse d'une Christologie négro-africaine de la libération holistique, L'Harmattan, Paris, 2008.

De la Postcolonie à la Mondialisation néolibérale. Radioscopie éthique de la crise négro-africaine contemporaine, L'Harmattan, Paris, 2011.

Déconstruction phénoménologique et théologique de la modernité occidentale : Michel Henry, Jean-Luc Marion et Hans Urs von Balthasar, L'Harmattan, Paris, 2015.

Le Tournant prophétique des théologies négro-africaines contemporaines. De l'Auto- Performativité de la Deutérose, L'Harmattan, Paris, 2021.

Dieu et le Congo. Congosophie, Congothérapie et Congopraxis, L'Harmattan, Paris, 2021.

Compedium des préfaces dans une perspective pluridisciplinaire et émancipatrice, L'Harmattan, Paris, 2021.

Chroniques présidentielles du Cerclecad. Dits, Écrits et Actes (2007-2021), L'Harmattan, Paris, 2021.

Le Pentateuque et l'Afrique. Une approche mystique, agricole et bibliocratique, L'Harmattan, Paris, 2021.

Élie Le Tishbite, Prophète du feu et du silence. Une réappropriation autobiographique, L'Harmattan, Paris, 2021.

Le Pape François, De Laudato SI' à Fratelli Tutti. Une Herméneutique philosophique, politique et théologique, L'Harmattan, Paris, 2021.

Le Covid-19 : Une déconstruction pluridisciplinaire, L'Harmattan, Paris, 2021.

Pierre Bourdieu, le Savant et le Prophète. Les métamorphoses de la Sociologie critique et réflexive, L'Harmattan, Paris, 2021.

Introduction à la Méthodologie sociologique. Individualisme. Holisme. Capital. Champ. Réseau, Paris, 2021.

Pour une philosophie de l'Éditorial dans le Cerclecad. Pluridisciplinarité, Transversalité, Intertextualité et Réticularité, L'Harmattan, Paris, 2021.

Emmanuel Macron, Achille Mbembe et la Françafrique. Une Déconstruction théologico-politique, L'Harmattan, Paris, 2021

www.ingramcontent.com/pod-product-compliance
Lightning Source LLC
LaVergne TN
LVHW010934051026
849532LV00003B/973
* 9 7 8 2 3 4 3 2 4 9 1 7 9 *